若不经风雨洗礼，
又何以温润如玉。

——鲁米

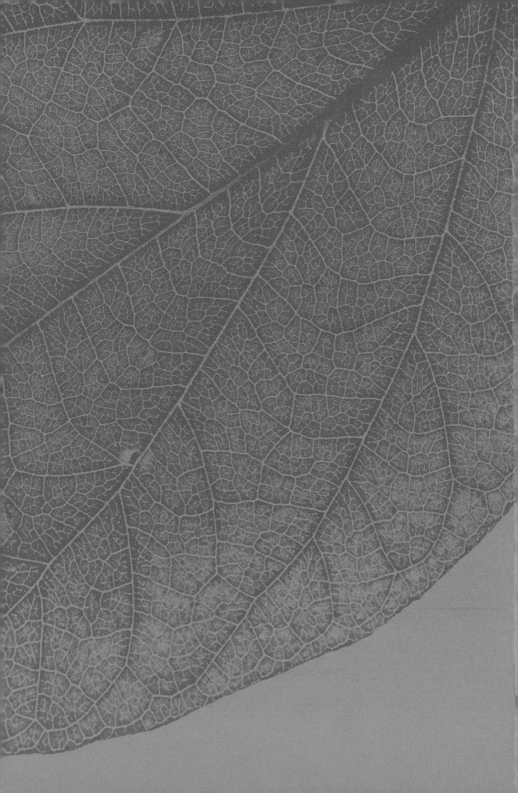

重启人生
在冥想中收获能量与富足

［马来］维申·拉克雅礼　著

陈能顺 译

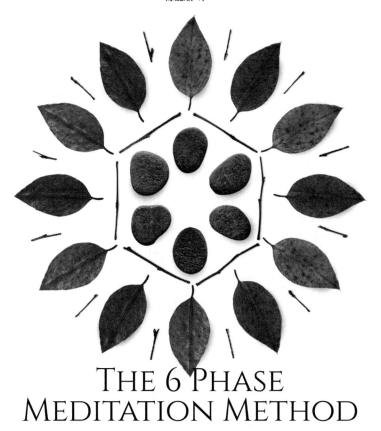

THE 6 PHASE
MEDITATION METHOD

THE PROVEN TECHNIQUE TO SUPERCHARGE YOUR MIND,
MANIFEST YOUR GOALS,
AND MAKE MAGIC IN MINUTES A DAY

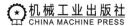

机械工业出版社
CHINA MACHINE PRESS

图书在版编目（CIP）数据

重启人生：在冥想中收获能量与富足 /（马来）维申·拉克雅礼著；陈能顺译. -- 北京：机械工业出版社，2024. 8. -- ISBN 978-7-111-76570-7

Ⅰ. R493-49

中国国家版本馆 CIP 数据核字第 2024SW3561 号

机械工业出版社（北京市百万庄大街 22 号　邮政编码 100037）
策划编辑：欧阳智　　　　　　　　　　责任编辑：欧阳智
责任校对：王小童　张慧敏　景　飞　　责任印制：刘　媛
涿州市京南印刷厂印刷
2025 年 1 月第 1 版第 1 次印刷
147mm×210mm · 7.5 印张 · 1 插页 · 118 千字
标准书号：ISBN 978-7-111-76570-7
定价：69.00 元

电话服务　　　　　　　　网络服务
客服电话：010-88361066　机　工　官　网：www.cmpbook.com
　　　　　010-88379833　机　工　官　博：weibo.com/cmp1952
　　　　　010-68326294　金　书　网：www.golden-book.com
封底无防伪标均为盗版　机工教育服务网：www.cmpedu.com

赞誉

差不多 12 岁时，妈妈就引导我冥想。之后，我一直保持这样的习惯，有时候也会做瑜伽。现在我起床后第一件事情就是冥想，这有助于我打起精神，迎接新一天。我在读完本书作者维申的畅销书《生而不凡》后，便报名了六阶段冥想的课程，并战略性地将它作为提升绩效的工具以及优化个人生活的手段。我每天都会想象自己在美网公开赛上夺冠的场景。你看，我最后如愿以偿。

——比安卡·安德莱斯库（Bianca Andreescu），
美国网球公开赛冠军

作为企业正念培训师，我经常被问到：您带领的体验挺好，但结束课程后，如何继续学习呢？

这个问题的本质是：如何将正念学以致用到日常生活和工作中去？

学以致用的三个关键词语：日常习惯、愿景驱动和框架完整。《重启人生》就符合标准。

日常习惯意味着短小精悍。以最小剂量的刺激，减少练习阻力，才能将其嵌入工作流和生活流，形成规律循环。该书的练习无需借助任何外物，在三五分钟就能完成。而深山寺庙、禅修旅修、五日或者十日进修营、一小时以上的每日练习，都不符合这一标准。

愿景驱动，呼唤完整的内在改变剧本。只有希望获得平和宁静的内心世界，希望人际关系的和谐圆融，希望工作中的高效专注和松弛，希望实现自己三年十年的中长期目标，才会带着虔信去坚持不懈，才会在修习培育出的坚韧中，看到美好萌芽。该书的未来梦想和完美一天，都是根植浇灌初心的适应性设计。

完整框架，要求这一练习体系自足圆满。该书的快乐支柱，包含慈悲、感恩和宽恕练习。愿景支柱，包含愿景、完美一天和祝福。每个练习都既不可或缺，又在更上层的体系中完美自洽。这就避免了将正念练习工具化、技巧化、偏方化从而矮化的负面影响。

如果坚持练习下去，或许如作者所言，我们有机会创造出"意识的指数增长"。

——楚学友，美国布朗大学认证 MBSR 合格师资、
企业正念培训师

作为一名曾深受身心疾病困扰、后经自我疗愈而人生轨迹彻底转变的旅者，我对于《重启人生》这本书的标题，有着一种不言而喻的亲切感和深深的共鸣。它轻轻触动了我的心弦，让我不禁会心一笑。

人生之路，从不平坦。我们每个人都可能遭遇挑战、痛苦、焦虑，乃至生命中的重大打击。然而，正如我们在日常生活中和书籍中所见证的，正是这些痛苦和阴霾，往往预示着光明的临近，而希望，就像那面在风中飘扬的旗帜，始终指引着我们前行。

《重启人生》是一部篇幅精悍却内涵丰富的作品。它以浅显易懂的语言，通过逻辑严密的六阶段冥想，引导读者与过去和解，与当下共舞，并以满怀憧憬的心态拥抱未来。书中蕴含了东西方的智慧精华，为寻求心灵宁静的读者提供了深刻的真理，还融入了现代教练技巧和身心灵实践方法，供读者亲身体验和探索。

——李剑雄，心灵夜校发起人、心可能创办人

作者是一个讲故事的高手，通过多个自己及他人有趣的故事，同时整合了大量的科学实证数据，来吸引更多现代人走入冥想的大门。本书这个点是非常成功的。

坚持冥想是一件不容易的事情，除非有一些立竿见影的效果，我认为作者的六阶段冥想可以有此作用。这六个步骤直接聚焦于每个人内在最重要的六个课题，清理过去，活好

当下，创造未来。作为一个正念老师，我对冥想的很多感受与作者是很共鸣的。诚邀读者朋友通过这本书，开启您的冥想之旅，从此开启人生新的篇章！

——冯晓东，当下健康正念平台创始人

这本书会颠覆你对"冥想"的认知！如果你认为冥想就是穿袍子打坐吃素，那推荐你阅读本书，你会发现，冥想不是为了"不食人间烟火"，无论你是创业者还是上班族，都可以借助冥想来帮助自己提升业绩、改善人际关系。

作者的文字轻松诙谐，书中有许多有趣的故事，他也是这套冥想方法的创建者。据说这套冥想方法有上百万人练过，阅读后你会发现，原来冥想如此简单，每个人都能轻松做到。

——李婷，今心空间创始人、正念冥想督导师

如果你跟我一样，早就听说过冥想的神奇，但对冥想的认知还停留在"就是闭上眼睛盘着腿，然后让注意力关注在鼻子的一呼一吸"的话，那你一定要打开这本书！

作者会告诉你如何在 20 分钟的冥想时间里，通过 6 个步骤的"大脑运动"，来帮助自己充满能量，靠近目标。快把这本书用起来！

——彭小六，《洋葱阅读法》作者、
读书会创始人社区主理人

　　本书作者是罕见的尘世高人，他的思想能有效帮助我们变得更强大、更幸福，他的每一本书都值得我们读十遍！

　　　　　　　——剽悍一只猫，个人品牌顾问、《一年顶十年》作者

献给 Hayden、Eve

你们永远是第一位的

献给我的家人 Kristina、Roope、Liubov、Mohan 和 Virgo

献给 Mindvalley 全体员工、全球各地的作者和学生

Mindvalley 为你们而生

前言

2019 年 9 月 19 日，几位朋友发来消息，向我祝贺：

恭喜你，上新闻了！

你一定很自豪吧。

太酷了！

我才醒来，等等，什么？

他们在恭喜什么，我完全一头雾水。于我而言，这就是和昨天一样的寻常一天。我从床上坐起来，做冥想，自制蛋白质奶昔，洗漱，打车去公司。那时，我还住在马来西亚吉隆坡的公寓里。

但消息不断涌来。

原来，我的名字出现在了当日的早间新闻里——关于美国网球公开赛（以下简称美网公开赛）夺冠。

请先别想太多，夺冠的并不是我，而是加拿大籍罗马尼亚人比安卡·安德莱斯库（Bianca Andreescu）。这位年轻小将在扣人心弦的决赛上成功击败塞雷娜·威廉姆斯（Serena Williams），赢得了她职业生涯里的首座大满贯奖杯以及全世界的祝贺。

不仅如此，这位活泼热情的 19 岁姑娘击败对手的方式极为优雅和礼貌。赛后她不仅向塞雷娜握手以示尊重，甚至还为自己的胜利道歉！

媒体闻风而至，为她的才华和成熟所吸引，并问了一个相当简单的问题："你是怎么做到的？"

据说，她露出笑容回应道："让我给你们看！"

这便是我出场的时候。她拿出手机，亮出了我的第一本书《生而不凡》（*The Code of the Extraordinary Mind*）。

我在我的第一本畅销书里提到了六阶段冥想，而比安卡在读完这本书后，便报名了六阶段冥想的课程，并战略性地将它作为提升绩效的工具以及优化个人生活的手段。她每天都会设想自己在美网公开赛上夺冠的场景（你会在阶段四中学到该方法）。你看，她最后如愿以偿了。

你在读完本书后会赢得美网公开赛吗？大概率不会。后

⊖　该书已由机械工业出版社于 2022 年 4 月出版。

面的章节并不会教你如何赢得网球比赛。但我能告诉你的是，你将会学到如何在人生的赛场上取得胜利，如何实现于你而言最为重要的目标。

数以百万的人正通过六阶段冥想让自己处于最佳状态，以实现曾以为遥不可及的目标，而比安卡正是其中一员。

在顶级运动员的圈子里，使用六阶段冥想的也并非她一人。位列 NFL 职业橄榄球大联盟名人堂 100 强的托尼·冈萨雷斯（Tony Gonzalez），曾在多篇新闻报道中推荐六阶段冥想。同样推荐的人还有洛杉矶快船队的雷吉·杰克逊（Reggie Jackson），以及他的整个家庭。

不过，六阶段冥想不只是服务运动员群体。使用六阶段冥想的还有艺术家、企业家、音乐家、歌手以及好莱坞明星（他们的电影你或许还看过）。

就以音乐专辑《战争与玩乐》（ War & Leisure ）的创作人米格尔（Miguel）为例。《公告牌》（ Billboard ）杂志曾撰写过一篇引人入胜的报道[1]，讲述米格尔和他的团队在演唱会前进行冥想的事例，标题为《米格尔谈开演前借由冥想与粉丝联结》（ " Miguel Talks Connecting with Fans Through Meditation Before His Shows " ）。什么冥想？《公告牌》问。

米格尔回应："是一种引导式的冥想，引导者为维申·拉克雅礼。它包括六个阶段，涵盖了意识、感恩、原谅、三年愿景、完美一天的想象……整个冥想持续大概 20 分钟。"

摇滚明星和运动员们之所以用六阶段冥想，是因为他们立马就看到了效果。无论衡量指标是观众的喝彩，还是更多的比赛得分，他们全都目睹了自己表现的提升。

你是享誉全球的运动员或艺术家吗？或许不是。但你有渴望实现的梦想和志向吗？很可能有。

即使你以前从未将自己视为企业家，你也很可能有企业家的特质，是一个富有创造力的变革者，正等待着一个幸运的突破。

你的成功或许不像比安卡那样显眼。在你的一天里，你的身边或许不会有记分牌和观察你的每个动作的裁判，也不会有现场观众为你的表演而舞动和喝彩。但你会感受到六阶段冥想带给你的实实在在的改变——或许你最先留意到的是销售额的稳步提升，或许你能感觉自己更多地处在心流状态，或许一天结束时，你会惊讶地发现自己完成了那么多事，且似乎毫不费力，能量依旧满格。对于许多企业家和 CEO 来说，六阶段冥想已经成为他们最重要的日常练习。

记住我的话：在你合上本书时，你将会拥有所有你需要的工具去让自己过上最美好、最成功、最幸福的人生。而你身边的人也将会注意到。

这便是为什么我如此兴奋能将六阶段冥想分享给你。

那什么是六阶段冥想？首先，它不是传统的冥想。让我们在这里就划清界限。

它是一系列的心理脚本（mental scripts），以科学为基础，作用于你的内在，改变你看待自己和世界的方式。

在我深入阐述之前，请允许我先与你分享，我如何迷上人类大脑的力量，并在个人成长与人类蜕变领域创办了世界上最大的公司之一——Mindvalley。

比尔·盖茨、微软和发霉的沙发

你要知道，我从未想过自己会成为一名冥想老师。我也并非命中注定要走上"灵性"之路。我更没有想过自己有一天会撰写出关于人类潜能题材的畅销书。

我出生于马来西亚，成长于信仰印度教的大家庭。家里人高度重视学业成绩。如果你和我一样有着印度移民背景，想必你对这个说法并不陌生：长大后你有 4 个职业选择——工程师、医生、律师或者家庭的耻辱。不多也不少。

我一直记得那个周日的下午，我爷爷在车上看向我的神情。那时，比尔·盖茨正访问印度。正巧，那个月我正面对自己人生中最重要的选择：大学选专业。

比尔·盖茨的肖像到处都是，无论是在电视上，还是报纸上。我爷爷听着车载电台上大声播报的新闻，突然灵光一闪。而这个时刻，决定了我未来五年的人生。

"维申，"他看向我语重心长地说道，"你一定要像比尔·盖茨一样有钱！你一定要懂电脑！"

那时我才 10 多岁，戴着绑胶带的眼镜，还在为低自尊而苦苦挣扎，可以说，想要证明自己的心不只一分两分。1999年夏天，我远赴美国安娜堡市，进入密歇根大学计算机工程专业学习。那时密歇根大学的计算机专业排名全球前 5。在完全浸润于顶级大学文化并毕业之后，我走向了自己的"人生巅峰"。我得到了家人都引以为豪的实习机会——华盛顿州雷德蒙德市微软总部的一个职位。

没错。我的老板是比尔·盖茨。不过估计你已经猜到，这份工作我并没有坚持太久。实际上，我最后故意让公司把我开除了。故事是这样的。

虽然我收获了家里人的称赞和短暂的成就感，但两个月后，我苦不堪言。

早晨醒来，我会一而再，再而三地按下闹钟，完全不想起床。尽管我收获了"成功"，但我的精神却在日复一日的上班打卡中变得萎靡。我记得有一次，比尔·盖茨邀请所有的新人去他位于华盛顿湖畔的豪宅里做客。所有同事都围绕在他身边，他在烤肉架旁为我们亲自制作汉堡。他们在那里，笑容满面地握着自己英雄的手，而我是在场唯一一个没有这样做的人。我知道我不属于那里。比尔是一位极具风度的主人，人也无可挑剔。但这个世界并不属于我。

于是我决定离职。但害怕让家里人失望的恐惧，让我夜晚直冒冷汗。我不能就这么说走就走。我必须让它看上去像是我被迫离职的。于是我谋划了一个方案，让自己被开除。

我关上办公室的门，整日玩电子游戏《帝国时代》（*Age of Empires*），直到被人发现。我知道这个伎俩很差劲。就这样，我被正式开除，原因是"工作时段不务正业"。

后来我搬到硅谷，怀着希冀想要做些自己真正喜欢的事情来挣钱。我要创业！至于创什么业，我并不确定。但我有的是盲目的自信和乐观。那时我是真心相信自己将会干出一番事业——我必须如此。而且硅谷之于刚毕业的计算机专业学生，就像好莱坞之于踌躇满志的演员。我在对的地方。

但我的时机，一句话讲，很不是时候。就在我搬到硅谷没几个月后，互联网泡沫破裂。2001 年 4 月，几乎一夜之间硅谷有 14 000 人被裁员。当时，我的公司正处于起步阶段。在这样的环境里，兜售创业的想法可谓难上加难。这对我的自尊心而言是一个坏消息。对我的银行账户而言，更是一个坏消息。

几个月的创业努力就此化为乌有。慢慢地，我烧光了所有的资金，连房租也快交不起了。

为削减成本，我从硅谷一路搬到了加州大学伯克利分校大学城。我的银行账户里只剩不到 2000 美元，而剩下的工作机会也寥寥无几。

幸运的是，我找到了我能负担的落脚之地，一个大学生租给我的二座沙发。是的，我甚至连单间也租不起。但我通过在酒吧遇到的朋友认识了一个大学生，他告诉我，他的沙发可以 200 美元一个月租给我。

"你有过多少位……租客?"我将我的包放在一旁,一边不安地问,一边小心地坐在沙发上,不确定它能否承载我的重量。

"不然呢,兄弟,他们来来去去的。你以为我怎么负担的大学学费?"他笑着说。

我也礼貌地笑了笑。躺在我身旁的包便是我生命的全部,是我在这个世上的全部家当。当时我负债 30 000 美元,烧光了所有从爸爸那里借来的初始种子资金。即便我有着计算机工程学位和不可动摇的决心,但我很快就意识到,我无法一夜之间成为企业家。这个绘花沙发也不会免费出租。我需要钱。而且急需。

我不得不放弃我的创业梦,转而去找工作。但工作也无处可寻。在互联网泡沫的冲击下,工作机会愈发稀少。

我每天脖子僵硬地醒来,也不知道自己投了多少份简历,迫切地期望有人能雇用我。我的人生一团糟。急需的工作也不见踪影。

在经历了 8 个月的拒绝和煎熬,我的骄傲早已消失殆尽之后,事情终于有了转机。

在一个朋友的介绍下,我得到了某个小型创业公司的面试机会。业务是向律师事务所推销案件管理软件。那时经济依然不景气,大多数公司连基本工资也拒绝支付。我看了看邮件。

天啊!

这是一份电话销售的工作。我最不愿意做的就是电话销售。拜托,我可是堂堂密歇根大学计算机工程专业的毕业生。

而我竟沦落为电话销售。但我又有什么选择?如果我不尽快回复,那么满是污秽的二座沙发上躺着的将会是别的心怀梦想的年轻人,而我将只能夹着尾巴灰溜溜地回国。

于是我接受了这份工作。

我的重任是打电话给全美成千上万名律师,试图说服他们用我们的软件来管理公司。每天上午,我都会被分到一块区域——比如说,得克萨斯州圣安东尼奥市。在草草喝了些劣质麦片粥后,我便徒步前往旧金山公共图书馆。在我宝贵的、发了霉的沙发上度过的又一个不眠之夜,使我的背酸痛不已。我坐在圣安东尼奥市的黄页前准备打一场持久战。我翻出笔记本和笔,记下该区域所有律师的名字,从 A 到 Z。接下来,我便开始拨号。按顺序一个个拨。

就这样,一个名叫维申·拉克雅礼的马来西亚小孩,打断着严肃冷漠的律师们繁忙的一天,并向他们推销软件。后果可想而知。

直接挂电话、破口大骂、叫我"滚"成了我要面对的日常。但别忘了,律师通常还很擅长运用辞藻和修辞。许多人并不满足于叫我"滚"。噢,不,许多人还极具"诗意"和想象力。他们的措辞包括各种令人兴奋的中世纪酷刑,还用到了诸如扫帚柄和椅子腿等物品。他们的尖刻之词到现在还时不时出现在我的梦中。

无意间学到重要一课

我很失败，我知道。不知怎的，我再一次陷入了自己讨厌的工作，而这次的薪水微乎其微。我的美国梦再一次破碎。我的心也碎了一地。

在如此悲惨的情境下，我做了任何人都会做的事。我将方便面放在一旁，将希望寄予谷歌：当时最热门、最神奇的新型搜索引擎。当时我们都还在为它能回答万事万物而惊叹。

为什么我的人生如此悲惨？

很重要的问题，虽然有些消极。你寻找什么，就会得到什么。谷歌给了我一堆原因，向我解释人生为何悲惨。我继续输入。

我为什么讨厌我的工作？

再一次，谷歌向我提供了所有当代人讨厌自己工作的原因。现实颇为压抑。

在全球10亿全职员工里，只有15%在工作中表现敬业[2]。

相较之下，美国的工作敬业度数据显著更高，约为30%，但这依然意味着大约70%的美国员工在工作中表现消极。

哇，看来不只是我一个人。我继续浏览。

许多类似的内容——人生艰难，而工作让人生难上加难，诸如此类。

但后来出现了一条不一样的内容，让我心生一丝希望——或许有解决办法。

冥想培训，工作业绩提升，洛杉矶。

好的……

点击。

他们给的承诺挺大。他们声称参加该课程的人销售业绩将会提升：销售过程更轻松，对自己的工作更满意，职业发展将实现快速飞跃。冥想真的能提高销售成交率？我想问。但都到了这个关头，我还有什么可失去的？唯一会发现我不在的，只有我每晚都在上面辗转反侧的劣质沙发。

我决定一试。毕竟，要是不喜欢，我大可以悄悄溜走。

我踏上飞机，将所剩无几的钱花在了汽车旅馆上，拿上一杯廉价咖啡，出现在了冥想教室……我所看到的是我做过的最悲惨的噩梦。

只有我一个人。

我是教室里唯一的学生。

引导师耸了耸肩，让我就座。

我不安地坐在那儿，担心着最坏的场景，想象她燃起几炷香，在我身边摆满水晶，并要求我唱诵新世纪（New Age）咒语。

但后来没有我想象的那么糟糕。和年代久远的传统冥想相比，她教授的冥想方式相对新一些。更重要的是，其创造者是来得克萨斯州的冥想专家，名为荷西·西瓦（José Silva）。荷西·西瓦将这套结合了科学和灵性的课程命名为《西瓦超级大脑》（Silva Ultramind）。这是他献给世界的礼物。这套课程曾于20世纪七八十年代风靡一时。而现在，我将有机会一对一地全部学习。

阿曼达（Amanda，化名）是我的引导师。阿曼达是一名医药销售，可以这样说，你在一英里⊖开外就能闻到她"薪水"的味道。她穿着得体，冷静而干练。设计师款的眼镜轻巧地落在她的鼻梁上。她立马打破了我对冥想的刻板印象。或许我压根儿就不会偷偷溜走。

她在这一次工作坊里和我介绍了整个西瓦超级大脑系统。仅一天，我便掌握了如何通过冥想改变大脑的状态。

我后来了解到，荷西·西瓦（1999年逝世）留给世界的遗产，是这套打破传统被动冥想模式的大脑编程法（mental

⊖ 1 英里 =1609.344 米。

programming techniques）。它无关摒除杂念，忘却烦恼，而在于将烦恼转化为目标。你会学习特定的心理脚本，就像电脑编程一样编码你的大脑。你将摆脱坏习惯，加速疗愈，甚至让梦想成真。区别于传统的"被动"冥想，西瓦将这种冥想方式称为"主动"冥想。

我带着平生最为安宁的心情离开了工作坊。我从未想过冥想会如此管用。我也没想到人们对通过冥想提升个体表现的科学研究的兴趣会呈指数级增长。

后来我回到旧金山，开始自己的冥想练习。从那时起，我每天都会冥想（的确挺入迷的），将阿曼达教给我的方法统统用上。如果这都不管用，我不知道我下个月的租金还能从哪里来。所以我必须孤注一掷。

每天早上，我都会坐下来想象自己的销售额翻番。我会提前感受那种兴奋感，并庆祝自己达成目标，就好像一切已经成真。我会深呼吸并联结直觉。我开始静下来，聆听内在的指引，让它指导我的工作。

我做出的最大改变是，我不再按照黄页上的顺序拨号。相反，我会让自己放松下来，进入冥想状态，联结自己新感知到的直觉，手指顺着黄页上的号码往下滑，直到某个名字感觉"对"。只有感觉"对"的名字，我才拨号。第一周结束，我的销售额翻番了。

冥想还大幅降低了我的压力，所以我从一开始就是专注和放松的。我将新找到的能量和同理心，运用在和电话那端（无论是谁接电话）进行恰当的联结上，这为我和客户的关系带来了神奇的影响。你猜后来怎么着？

两周过后，我的销售额再度翻番。

不仅如此，我还借助一个名为内在屏幕（mental screen）的工具，用上了创造性想象（我们将在第 4 章谈及）。

一个月后，我的销售额再度翻番。

后来的四个月，我连升三级，坐上了销售副总裁的位置。但这对我还不足够。我问公司创始人，我是否可以开设和负责新的商务拓展部。

我的业绩如此出众，以至于创始人最后让我身兼两职。维申·拉克雅礼，26 岁，销售副总裁兼商务拓展经理。

我的老板和你一样在想——

"你到底是怎么做到的？维申？"他问。皱着眉，双臂交叉。

冥想和直觉，我解释。一段沉默。

"这简直是一派胡言……但你不要停，好吗？"

冥想的副作用

我在公司又待了 18 个月，一边精进着我的冥想练习，一边帮公司实现惊人的销售额。但在此期间，还有其他的变化……

我变了。

你看，在你冥想之后，会有一些比较麻烦的事情发生。

你会变成一个更好的人。

你的人生不再只是关于如何挣更多钱，如何让父母为你骄傲。如果你每日冥想，你的关注点将从你自己慢慢转移到更有意义的事情上。冥想最普遍但又令人意想不到的副作用是，你对人类的关心最后要远超你的想象。无数的人，无尽的远方，都将与你有关。

所以我在这家软件公司待了几年后，感觉自己有点被亏待……在精神层面上。

我看上去"成功"，但我再次警觉起来，意识到我的工作缺乏真正的价值。生活中一定有比这更有意义的事。说真的，我到底在帮助谁？我留给世界的遗产又会是什么？叫我嬉皮士也好，说我疯了也罢……我决定放弃这份薪水丰厚的工作（再一次）。但这次，我将要为人类做些什么。

既然冥想带我走到了这里，或许它也可以带我走向我本该去的地方。

于是一个月后，我在电脑前思忖着我的下一个职业转折。这是我遇到过的最严峻的挑战，一场关乎生命意义的存在主义危机。自然，在这种情况下，我做了其他人也会做的事。

我问谷歌：

我要如何改变世界？

我立马就看到了这句话：

如果你想改变世界，那就改变教育。

——纳尔逊·曼德拉（Nelson Mandela）

哇，真快。谢谢你，纳尔逊。

但我要教什么？坦白讲，计算机工程工作坊并不会让人类走向永恒的幸福。况且我要教，也要教我有热情的，教现在教育里所缺少的。

接着我灵光一闪。

我的记忆一下子回到洛杉矶，我一个人出现在那间冥想教室的场景。那堂课的的确确在一天内就让我脱胎换骨。为什么冥想从未出现在我学费 29 000 美元一年的密歇根大学的课程里？为什么那天只有我一个人参加？教育系统里又在哪里可以找到冥想、直觉和个人成长研究的内容？

后面不必多言。

长话短说，我成了西瓦超级大脑系统下的认证冥想老师，在伦敦和纽约授课 5 年。

几年后，我创办了自己的公司 Mindvalley。我很骄傲地说，我们通过 Mindvalley 成功地将冥想带向了数百万人。如今，Mindvalley 是全球最大的个人成长公司之一，覆盖生命成长的方方面面——心理、身体、灵性、创业、个体表现、人际关系——所有这些都将助力人们收获幸福丰盛的人生。

而冥想，是贯穿这一切的核心。Mindvalley 还被评选为世界上员工最具幸福感的公司之一，因为我们做到了言行一致。在我撰写本书之际，Mindvalley 已经成为全球最有价值的个人成长公司之一，在世界各地拥有超过 2000 万粉丝，营收达 1 亿美元。

有人说我幸运，没错，我只是刚好在对的时间遇见了对的人。我选择了一条自己相信能让世界变更好的路。不过这一切都不是刻意而为之，我要感谢冥想让我一路走到这里。

当然，冥想种类繁多。不过，你在本书将要学到的是一套浓缩所有精华的、超级高效的、激发生产力的、助你实现目标的、为你创造喜乐和奇迹的究极冥想法：六阶段冥想。

六阶段的设计是基于我 20 多年的冥想积累和海量的研究成果。之所以能做到这点，是因为我有一项特殊的优势。通过 Mindvalley，我得以采访和结交上千名人类潜能、思维开发、心理学及灵性领域的顶级专家。

因此，我所做的是将上千年的智慧，从古卷典籍到前沿研究，加以浓缩，提取精华，翻译成通俗易懂的文本，并按照逻辑顺序加以排列。

我最终创造出了新的冥想方法。将几千年间不同流派的冥想方式以及过于复杂的科学和灵性研究总结为一个简单的、友好的、用时 15 ～ 20 分钟的练习——六阶段冥想。

The 6 Phase
Meditation Method

目录

01 第一部分　六阶段冥想：快乐支柱

我们将通过慈悲冥想法来激发你内在深层的爱与联结。这套冥想法非常强大。它不仅将提升你和你自己的联结，还将增强你和他人、你和世界的联结。它让你的心更柔软、更善良。我们所有人在生活中都需要一些爱和慈悲（无论你如何否认）。这便是为什么爱与慈悲位列六阶段冥想之首。

第 2 章　阶段二：感恩与幸福　　　066

每次完成阶段二之后，你的幸福水平都将得到提升。幸福的秘诀在于感恩。感恩是匮乏心态的终极解药，其效力要远超其他大脑训练法。感恩能够提升能量，舒缓焦虑，改善睡眠。部分研究显示，感恩是与幸福感联系最紧密的人类特质。

未来有目标的确重要，但停下来感恩自己已经走过的路，同样重要。

第 3 章　阶段三：从原谅走向平和　　　096

阶段三会卸下你心头的包袱，让你带着更坚韧、更释然的心上路。对周围人、对世界怀以一颗平和之心，是保持快乐自律和修炼强大内心最有效的方式之一。

原谅是一种超能力。研究表明，原谅能给你的健康带来意想不到、积极深远的影响，包括减轻背部疼痛、提升运动表现、改善心脏健康，以及平复心境。

02 第二部分 六阶段冥想：愿景支柱

最能激励我们前进的，莫过于未来梦想——你对于理想人生的描绘。阶段四将带你优化长期目标的设定方式，帮助你探索真正想过的人生（并帮助你梦想成真）。在阶段四，你将学习如何通过创造性想象，勾勒出属于你的、生动详实且激励人心的未来图景，并将其落地。

阶段五会带给你对于接下来一天的掌控感，并协助你完成你所需要完成的事。它还会将你的未来梦想转化成可执行的具体步骤。这样你就能立刻行动。

当你想象自己的一天完美进行时，你大脑的网状激活系统会被启动，去留意接下来可能出现的积极事物，而非哪里出了问题。阶段五还会介绍一项强有力的练习，让你更快地抵达目标，让幸运和共时性降临于你的日常。

通过与更高力量的联结，我们能感受到祝福。它将让你更充分地感受到自己所在的宇宙是仁慈的。你并非独自一人。生命本身便支持着你、托举着你。

你可以向更高力量寻求祝福，进而给整个冥想画上美丽的句号。就这样，很简单，只需要 30 秒。它会是整个冥想的点睛之笔。

03 第三部分　六阶段冥想精进：成为超级冥想者

新的工具和答案如今就在我们手中。握着它，我们将有信心穿过最荆棘的山野，越过最汹涌的海浪，抵达属于我们的安宁、喜乐和繁盛。而这里的我们，不仅是我们，更是全人类。

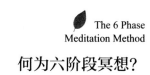

The 6 Phase
Meditation Method

何为六阶段冥想？

我想要用一句可能让你感到困惑的话来开启这部分。

我不太热衷于冥想。

尽管我向数百万人教授冥想，但我总感觉这个词不太贴切。

虽然我将它命名为六阶段冥想，而你在本书中也将无数次读到冥想这个词，但这只是因为我没有找到其他更合适的词来囊括这六个阶段，或者至少方便大家理解和领会。况且坦率地讲，我还希望那些寻找内心安宁、向往更好生活的人来购买这本书。据我所知，大部分人会去搜"如何冥想"，而非"如何全方位、多维度地从心智层面训练大脑"。

……我还有什么选择？

"冥想"这个词的确更简洁，但它的含义过于宽泛，更不用说人们对它的刻板印象。就像"运动"这个词，包括了有氧、举重、瑜伽、游泳、徒步、蹦床甚至跳钢管舞。冥想也囊括了各种各样的心智训练法。这其中的区别非常微妙。

就像许多人一提到运动，就会联想到紧身衣、汗水和大腿摩擦的画面，并因此对其敬而远之。同样地，许多人一听到"冥想"这个词就会全身不适，连忙说"不"。但运动不只是跳尊巴舞，而冥想也不只是焚香诵咒。

而且，不是所有的运动者都穿最小号的衣服，也不是所有冥想者都要戴念珠，就像新世纪的嬉皮士的标签是盯着别人的眼睛看一样。（虽然我自己对此并没有什么意见。别误会。）

继续用运动来类比。尊巴舞有用吗？有，但如果你想要给双臂增肌，这恐怕不是最好的选择。你会想要通过举重来达到目的。所以同样地，如果你想要快速提升血清素（著名的快乐化学物质）的水平，清空大脑恐怕不会管用。不妨考虑感恩冥想。想要感觉爱和慈悲？来一点儿慈悲冥想。想要达成销售业绩？试一试创造性想象。你懂的。不同的冥想方式，功能也完全不同。

你要基于自己的实际情况和需求好好挑选你的冥想方式。

我便是基于这点设计的六阶段冥想。它们是从时下最有效的冥想方式中精心挑选而出的，共同滋养你每一天的生命。

冥想：前世今生

人们在第一次尝试冥想时常走的弯路是，他们在没有事前培训的情况下，不小心跳进了某个历史非常久远、操作非常具体的冥想里。

结果，他们的自我感觉更差。他们本想缓解焦虑，于是在网络上搜索"引导式冥想"并随机挑选了一个。没过几分钟，他们就被那瘆人的、带有呼吸声的、告诉他们"只需要放松"的引导语吓到。

他们的注意力被屏幕上的劣质图像和重复的排箫声所分散，他们试图清空自己的思绪，结果却开始想晚餐吃什么。15分钟后，他们比刚开始时更焦虑。为什么？因为他们认为自己没做对，大脑完全静不下来。于是他们得出结论，冥想不适合自己，未来也不会再尝试。

对啊，如果你约在交友软件上认识的人出来见面，对方却让你无聊到打呵欠，不仅真人和照片完全不符，整个过程还阴阳怪气地贬低你的约会能力，你当然不会想要再见他！

许多人初次的冥想体验便是如此。它许诺让你感觉更好，但结果并非如此。真是的，去你的交友软件，去你的冥想。

我知道这点，因为我亲身经历过，相信我，清空大脑、专注呼吸和莲花坐姿绝不是打开冥想的唯一方式。

为了让我们真正理解这一古老的东方活动在传入西方时到底哪里出了岔子，或许要从它的起源说起。

冥想历史久远，起源于几千年前的印度。那时，印度人非常痴迷冥想。其程度如此之深，以至于邻国纷纷效仿。冥想就像野火一样蔓延开来，人们通过冥想来实现内心的平静并联结更高的智慧，通过冥想来获得开悟。

但 3000 年前印度人冥想的方式，和我们如今大多数人所需要的冥想方式非常不同。

如今当我们遇到困难时，我们可没有这样奢侈，能随时离家出走，找一处安逸的山洞，在那里一待就是 6 个月。如今我们没办法把孩子交给别人照顾，自己却在某个地方静坐。如今我们不能简单地就在门上贴一张字条："在山里冥想，不晓得什么时候回！"

如果你还想维持健康的人际关系的话（更不用说健康

的财务状况），你不能就这样一走了之。现在的生活已经大不一样。

这不是说我们不能像几千年前的人一样享受冥想所带来的好处。事实上，现在的我们比以往更需要冥想。2012年以来练习冥想的人的数量增加了 2 倍[1]，而这样的趋势既可喜，也完全能够理解。

只是我们的打开方式不太对。

我们生活在忙碌的现代社会，却试图复制几千年前修行者的日常生活。然后当自己没有做到位时，便责怪自己没有做好。这就像逼自己硬穿不合脚的鞋。

还记得我在引言开篇时说我不太热衷于冥想吗? 这就是为什么。现代人一听到冥想，就会想到修行。而这，从一开始就毁掉了整个体验。

我更倾向于使用"超越练习"（transcendent practice）这个称呼。超越练习，指的是任何能带你超越外在物理世界而进入内在心理世界的练习。当我说"进入内在"时，我指的是将注意力从物理世界转移到你的内心。这很重要，因为我们所处的世界不断地想要阻止我们向内看、向内求。

为什么? 因为内心安宁而富足的人身上无钱可赚，不是吗?

什么是六阶段冥想

六阶段冥想是专为现代人设计、让我们处在高峰状态的 15 ～ 20 分钟的超越练习。

六阶段冥想将六项最能提升我们内在状态的练习整合为一套完整而连贯的系统。

为了让你的冥想之旅更加顺畅，不妨扫描下方二维码，获取免费的六阶段冥想音频。在你读完每章后，你可以进入对应的冥想音频。在每段音频中，带领者会带你一步步走过各个阶段。书中内容和冥想音频将共同帮助你巩固你的冥想练习。

扫码获取六阶段冥想音频

我最喜欢六阶段冥想的一点是，任何人都能轻松使用。它很简单，无须学习特别技能。不过就像练习武术，你将出拳的动作练一万遍方至完美，六阶段冥想同样需要你不断精进，将各个阶段持续深入地练习。

我们将在后面详述各个阶段，现在你只需要知道它们包括：

阶段一：爱与慈悲

阶段二：感恩与幸福

阶段三：从原谅走向平和

阶段四：未来梦想

阶段五：完美一天

阶段六：祝福

虽然六阶段冥想被冠以"冥想"之名（你知道我对这个词不太感冒），但它的内容却扎根于科学和个人成长研究。你会获得冥想的所有好处，并避免不必要的困惑、压力以及那些不幸随之而来的教条。

它基本上汇集了我过去20年，通过采访上千名世界级人类潜能和思维开发专家所学到的所有智慧。它是目前市面上最有效、最容易上手的冥想方法，而且大多数人在试过之后都爱上了它。

我之所以知道这点，是因为它经过了数百万人的测试。为什么从NBA到NFL的美国顶级球队的运动员都在用六阶段冥想？为什么摇滚明星、企业家、好莱坞演员以及世界级的高成就者们，每天早晨都会花点时间坐下来，练习六阶段冥想？这是因为——你在尝试后也会发现——六阶段冥想不只是关于获得内心的安宁（这个你当然会获得），它还关于个人表现的提升！

它会让面对世界时的你处于更好的状态，这样你就能让这个世界变得更好。

所以女士们，先生们，加入冥想俱乐部吧。无经验要求，无须戴念珠，无须宣誓，也不必焚香诵咒。

写给冥想老手

我想要花时间认可一下那些长期练习冥想的读者们，那些研究传统冥想长达数年之久的铁杆粉丝，或是贷款去印度静修的伙伴，还有此刻或许对我有点不爽的朋友。

请不必不爽。

你所做的每次冥想都是有价值的，我并无冒犯之意。我们现在只是从略微不同的新的角度来看待冥想。我想要你知道，你的过往练习也是重要的，而现在的你同样可以尝试新的冥想方式。因为我的初心是将六阶段冥想带给全球数十亿人，所以我们所使用的语言和方法适用于所有人。没有人会被排除在外。

复杂的不一定有效，有效的不一定复杂。六阶段不仅简洁，而且有效。作为强有力的大脑训练法，它已经优化到了最佳版本。你不需要特别的冥想技能，就能享受它带给你的诸多好处。所以你不用跑到山林里去参加十日的静修营以获得安宁（但如果你喜欢静修，请继续享受——我也会时不时参加静修）。你也不用扭着膝盖强迫自己摆出莲花坐姿，并坐上一个多小时。你只需要 15 ～ 20 分钟，以及一个舒服的位置。

在冥想练习上，"时间越长，效果越好"的原则并不适用。在恰当的大脑训练下，你可以在短时间内收获同样的——我重复一遍，同样的——练习效果。

最小有效量模型

六阶段冥想有点像塔巴塔（Tabata）训练法。是否有些耳熟？

日本科学家在 21 世纪前十年将塔巴塔训练法带向了全世界。对于热爱健身的朋友而言，运动的概念从此不再相同。塔巴塔训练法背后的原理是：4 分钟的高强度训练，能带来和 1 小时一般训练相同的效果。

关键在于用最小的有效训练量，获得最大的训练效果。

从你繁忙的一天中抽出 1 小时在公共空间里挥汗如雨，和在家里进行 4 分钟高强度训练，两者都能减掉等量的腹部脂肪，你选哪个？同样的道理，花 10 天时间（以及相应的支出）在冥想静修营上，和每天用 15 ～ 20 分钟进行六阶段冥想（免费），你选哪个？

20 世纪 80 年代的电脑游戏

我们大多数人都玩过电脑游戏，对吗？ 20 世纪 80 年代，在我还是小朋友时，它们就是我生命的一部分。其中最棒的一款游戏叫《神戒传奇》(Rings of Zilfin)。

每次放学后，我都会拿出游戏软盘，并化身为一个名为里斯（Reis）的游戏角色，在我笨重的台式电脑的小小屏幕上，充满热情地跳来跳去。我有一项非常重要的任务。

你看，很久以前，泽尔芬人（Zilfin，一个近似巫师的善良民族）在巴提尼（Batiniq）建造了和平而富足的魔法之境。他们创造了两枚魔戒，戴在一起，将使佩戴者所向披靡。不幸的是，邪恶的德拉戈斯王（Lord Dragos）发现了其中一枚。德拉戈斯王凭借自己强大的黑魔法获得了令人畏惧的力量，并开始洗劫生活在巴提尼土地上的人们。如果他发现了第二枚，整个世界就将彻底完蛋。有谁能去阻止他统领全世界？屏幕上那个小小的我。

我的角色，里斯，一个年轻的男孩，踏上了寻找泽尔芬人（以及第二枚魔戒）的光荣之旅。只有找到泽尔芬人（以及第二枚魔戒），他才能凭借魔戒赋予他的力量彻底干掉德拉戈斯王，让巴提尼重返往日的富足和安宁。

就这样，看上去毫不起眼的里斯在极具 20 世纪 80 年代风格的游戏土地上四处旅行，一路学习各种魔法技能。承认吧，如果你将要面对邪恶的德拉戈斯王并拯救世界，没有一些特殊的技能是不行的。所以，你要升级它的各种属性。

如果不去升级里斯的速度、魅力、武器、黄金和魔法，你甚至连赢的机会都没有。

这款游戏对于 12 岁的我来说非常棒……只是，我最后还是厌倦了。

我可没有多少耐心，我只想快点拯救巴提尼，然后喝一杯巧克力奶昔作为庆祝，就算完事。于是我决定黑进游戏，让自己开挂。就这样，年轻时候的我和极客一样，在空余时间自学电脑编程，看游戏中的哪些代码可以修改，从而让里斯拥有无限的特殊能力。

我最后让他的耐力无限提升。我让口袋里的金币提升2倍，单纯为了好玩。我让力量增强3倍。我将弓箭的准确性调整至完美。更不用说，我将自己的魅力值提升了30%，说不定哪位漂亮的虚拟女孩从我身旁经过呢。

后来我轻轻松松过关斩将，干掉了德拉戈斯王并享受巧克力奶昔。

随着我年龄渐长，一个想法划过我的脑海。

是否可以用《神戒传奇》来代表个人成长？

适用于里斯的，同样适用于现实世界的我们。就像里斯需要速度、魔法、黄金和超级武器来装备自己打败德拉戈斯王一样，我想，我们在现实生活中同样需要这些东西去获得自己想要的成功。

当然，现代社会的我们需要不同的技能（拿斧子砍树已经过时了）。

需要多少种技能？

你猜到了。六种。

我们需要六阶段冥想里的六大元素，去获得生命的幸福和满足。这样当我们走到生命游戏的尽头时，我们才会说自己这一趟不虚此行。

2012年，我做了简单的框架，将其命名为六阶段冥想，并开始用它进行每日练习，让自己升级。朋友让我分享，我便随意地把它放在了网上。

结果它意外走红。

六阶段冥想概述

你可以看到，六阶段冥想是我另一个黑客式的"恶作剧"，不过这次不再是关于打败德拉戈斯王，而是关于迈向自己的理想人生。

这六大元素，让我们在当下成为最好的自己，让我们创造自己想要的未来。没有了可恶的德拉戈斯王，也就是消极的、焦虑的、封闭的、自我贬低的内在魔鬼作祟，我们将所向披靡。

就像里斯在游戏中收集不同的超能力一样，下面这些是你在六阶段冥想里所收获的。

阶段一：爱与慈悲

我们将通过慈悲冥想法来激发你内在深层的爱与联结。这套冥想法非常强大。它不仅将提升你和你自己的联结，还将增强你和他人、你和世界的联结。它让你的心更柔软、更善良。我们所有人在生活中都需要一些爱和慈悲（无论你如何否认）。这便是为什么爱与慈悲位列六阶段冥想之首。

阶段二：感恩与幸福

每次完成阶段二之后，你的幸福水平都将得到提升。幸福的秘诀在于感恩。感恩是匮乏心态的终极解药，其效力要远超其他大脑训练法。感恩能够提升能量[2]，舒缓焦虑，改善睡眠。而且部分研究显示，感恩是与幸福感联系最紧密的人类特质。

未来有目标的确重要，但停下来感恩自己已经走过的路，同样重要。

阶段三：从原谅走向平和

阶段三会卸下你心头的包袱，让你带着更坚韧、更释然的心上路。对周围人、对世界怀以一颗平和之心，是保持快乐自律（blissipline，将快乐作为一种自律）和修炼强大内心（第3章将会详述）最有效的方式之一。

原谅是一种超能力。而且如今研究表明[3]，原谅能给你的健康带来意想不到、积极深远的影响，包括减轻背部疼痛、提升运动表现、改善心脏健康，以及平复心境。

阶段四：未来梦想

最能激励我们前进的，莫过于未来梦想——你对于理想人生的描绘。阶段四将带你优化长期目标的设定方式，帮助你探索真正想过的人生（并帮助你梦想成真）。

在阶段四，你将学习如何通过创造性想象，勾勒出属于你的、生动翔实且激励人心的未来图景，并将其落地。

阶段五：完美一天

阶段五会带给你对于接下来一天的掌控感，并协助你完成你所需要完成的事。它还会将你的未来梦想转化成可执行的具体步骤。这样你就能立刻行动。

当你想象自己的一天完美进行时，你大脑的网状激活系统（reticular activating system）会被启动，去留意接下来可能出现的积极事物，而非哪里出了问题。另外它还会介绍一项强有力的灵性练习，让你更快地抵达目标，让幸运和共时性（synchronicity）降临于你的日常。第 5 章将会详述。

阶段六：祝福

通过与更高力量的联结，我们能够感受到祝福。它将让你更充分地感受到自己所在的宇宙是仁慈的。你并非独自一人。生命本身便支持着你、托举着你。

你可以向更高力量寻求祝福，进而给整个冥想画上美丽的句号。就这样，很简单，只需要 30 秒。它会是整个冥想的点睛之笔。

改造现实的艺术：当下和未来的相遇

正如前文所言，六阶段冥想的设计是有讲究的。

有些人或许已经注意到，如果回看上面这六个阶段，你会发现前三个阶段聚焦于你的过去和现在，而后三个阶段聚焦于你的未来。

前三个阶段合在一起，我称之为"快乐支柱"（Pillar of Happiness）。没有什么方式比慈悲、感恩和原谅更能让你获得当下的喜悦，摆脱过去的枷锁。

正是这些练习，让你得以联结内在深处的安宁和合一。正是这些练习，让你挣脱负面能量的捆绑和桎梏，以一颗干净、纯然的心看待世界。

后三个阶段合在一起，我称之为"愿景支柱"（Pillar of Vision）。这个支柱由你内心深处、指引你人生方向的直觉所组成。

愿景支柱，关乎你想要成为什么样的人，体会怎样的人生，实现怎样的成就，享受怎样的经历，以及为世界做出怎样的贡献。愿景支柱，是关于在你道别人间之时，你想要在这世上留下什么样的痕迹的支柱。

这六个阶段合在一起是下面这样的：

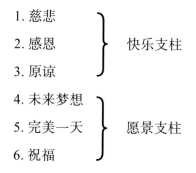

1. 慈悲
2. 感恩　　　　}　快乐支柱
3. 原谅

4. 未来梦想
5. 完美一天　}　愿景支柱
6. 祝福

有一首诗，我特别喜欢，它展示了这两个支柱如何支持你过上你想要的理想人生。

近一百年前，约翰·洛克菲勒（John D. Rockefeller）老先生在其86岁的生日上写了一首诗。这首诗完美地描绘了当你既拥有当下的快乐，又朝着目标前进时的生命状态。

小时候，有人告诉我：

要工作，也要玩。

于是，我的人生成了快乐的长假。

工作着，玩耍着。

烦恼忧愁，全抛脑后。

每一天，老天对我都很好。

——约翰·洛克菲勒

听上去很不错，对吗？当你的快乐支柱和愿景支柱协同一致时，生命将为你揭晓属于它的秘密——而这个秘密让洛克菲勒老先生成了人类历史上最富有的人之一。这里的"富有"不只是财富，包括生命的方方面面。

不过问题是，很少有人能同时拥有两个完全坚实的支柱。他们往往因为某一个不够牢固而落入生命的低谷，难以自拔。

负面旋涡、快乐陷阱和焦虑之角

这个标题像克莱夫·斯特普尔斯·刘易斯（C. S. Lewis）小说名的奇怪改编，对吗？但这部分很关键，如果你想要了解同等程度地加固快乐支柱和愿景支柱的重要性。

看一看下面这张图[4]，它来自《生而不凡》。

给自己一点儿时间，想一想你此刻或许在什么位置。

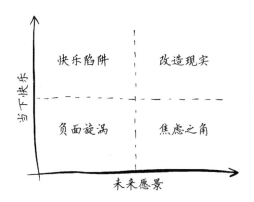

低快乐、低愿景：负面旋涡

如果你对当下的生活不满意，又不知道自己想要什么样的未来，那么你便陷入了负面旋涡。不幸的是，这是这四个状态中最危险的一个，也是滋生抑郁和冷漠的绝佳场所。

高快乐、低愿景：快乐陷阱

有些人的情况要好一些。他们正学着坦然接受目前的状态，并开始享受活着的每一分每一秒，从细小的事物中品味当下的快乐。这很棒。他们巩固了自己的快乐支柱，但不幸的是，他们放弃了自己的愿景支柱，因此掉进了所谓的快乐陷阱。

我之所以称之为"陷阱"，是因为这种状态下的快乐转瞬即逝。快乐与否，取决于当下正发生什么。而真正的满足来自当下快乐和未来愿景的结合。正是愿景的存在，你当下的快乐才能不断地影响更多人。不知道自己这一生想做什么，或想在这世上留下什么样的痕迹，会让你沦为自己生命的过客。在这种状态下，我们就像一块随波逐流的浮板。生命的状态和境遇完全为外在所左右。

诚然，这是一块总体而言还算知足的浮板，但本质上还是一块浮板。

低快乐、高愿景：焦虑之角

而另一群人，他们缺乏强有力的快乐支柱，但他们的确拥有对未来的愿景。他们或许对当下并不满意，但他们有着强烈的改变欲，渴望创造不同。对未来雄心勃勃是好事，但不幸的是，他们通常会因压力太大而被逼入焦虑之角。

如果我们总想着未来，并认为"只有到那时，我才会快乐"，那么我们在每个当下、每个此时此刻都不会快乐。这被称作为"意图悖论"，因为我们想要快乐的意图反而让自己……不快乐。

而且讽刺的是，你当下越不快乐，你在日常生活中释放出的能量就越低，实现目标的可能性也就越小。典型的例子包括为了利润而疲于奔命的企业家，为了分数而不分昼夜的学生，以及心急如焚寻求伴侣的单身人士。

但若想快速实现目标，需要的正是当下的快乐。

心理学家肖恩·埃科尔（Shawn Achor）在其著作[5]《快乐竞争力》（*The Happiness Advantage*）中提到了一些不可思议的研究，它们证明了我们的快乐水平如何左右我们的个体表现。

埃科尔在书里写道，快乐的人：

1. 更有可能实现他们的梦想。

2. 在病情诊断上更靠谱，诊断准确率高出平均水准19%。

3. 在销售业绩上更出众，销售额高出平均水平50%。

4. 在学业成绩上比不快乐的人更优异。

所以你看——当下的快乐并不会对你的梦想带来任何不利的影响。正好相反。

当你同时拥有当下的快乐和未来的愿景，既感恩目前的生活状态（巩固快乐支柱），又清晰自己未来想要去哪里（加强愿景支柱）时，你将进入图里的最后一栏：改造现实。

高快乐、高愿景：改造现实

我之所以将这一栏命名为"改造现实"，是因为一旦你进入该领域，你的内在状态会开始帮你塑造和改造你的外在现实。

想象这样的画面：你每天早上醒来，心中洋溢着对当下生活的感恩，而你的愿景温柔地将你从床上拎起。

你清楚自己的使命，每一天都在朝它前进。一步一步，全然活在当下。

你为世界贡献着，心中一片丰盈。

你很骄傲自己已经走了这么远。晚上安睡时，你知道更好的还在路上。

当你处于这种状态时，生命会感觉很不一样。几乎就像奇迹。你在心流之中——更专注、更临在、更觉察——巧合和共时性大量涌现。对的人会出现在你的生命里，幸运似乎成了你的生活方式。

但为了达到这种状态，你需要确保你的愿景支柱和快乐支柱同样坚固。而此刻，便是六阶段冥想出场的时候。

记住，它不只是冥想

对我来说，精进六阶段冥想是我的头等大事。不只是为了冥想，而是为了我自己。正因为六阶段冥想，我才得以和我爱的人分享亲密而深入的关系，我才得以拥有让自己自豪的事业。正因为六阶段冥想，我才可以摸着良心说，大多数时候我都是一个相当知足的人。

因为你已经知道冥想实际上并非简单花 15 分钟在冥想垫上打坐，而是为你创造出真实可见的内在改变；当你从冥想垫上起来，你整个人的状态将不再一样。

没有人是完美的。正如有位我非常亲近的人曾观察到的那样，我们的缺点让我们变得"真实可爱"。冥想的目的绝不是否认我们的缺点和阴暗面，而是让我们更能意识到它们。意识到我们内心的小怪兽。当它出现并试图摧毁我们和我们周围人的生活时，我们能加以觉察和发现。

冥想（尤其是六阶段冥想）是让你成为最佳版本的自己，让你聚焦于你的未来、你的抱负、你所在意和想要守护的东西。如果让我说的话，我会说，六阶段冥想的价值将远超你的想象。

而我很开心，你将要享受它带给你的一切而不必追求所谓的清空大脑。

让我们聊聊最后这一点。

为什么不必清空大脑

大部分冥想练习，在某种程度上都在强调清空大脑，或者至少让它安静下来。

我不知道你怎么看，但我总感觉有点怪。

当然，要是能给这叽叽喳喳、喋喋不休的大脑按个暂停，那感觉一定很棒。这点我不否认。但就像 Mindvalley 冥想教练艾米丽·弗莱彻（Emily Fletcher）所说："让你的大脑停止思考，就好比让你的心脏停止跳动。"

思考在许多灵性练习中都被贴上负面的标签，而自我（ego）常常被污名化。但实际上当你坐在冥想垫上却发现自己的思绪飘到了十万八千里外，这其实一点问题都没有。

不然，为何佛教古籍里会将心念形容为"心猿意马"。它本就如此——这是它的本性。固然，训练大脑让它安静一点对你会有好处，但和它相处的方式其实不止一种。况且你命令它"安静下来"，它也不一定真的会安静下来。对吗？

这便是为什么六阶段冥想编排得如此紧密。不同于将思绪排除在外，我们所做的是利用思考的力量去获取冥想的真正价值。我们不需要阻止四处寻找香蕉的醉猴，我们所做的是训练它为我们采摘更多的香蕉。理解吗？

艾米丽·弗莱彻继续道：

如果我们能明白，冥想是为了更好地生活——而不是更好地冥想——如果我们能接受没人能给大脑按暂停的事实，那么冥想就会更加纯粹、更加好玩，也更加享受。

现在就让我们开始吧。

The 6 Phase
Meditation Method

六阶段冥想使用指南

准备好让自己享受时下最棒的冥想体验了吗？

六阶段冥想为你等候。

你现在就可以在 Mindvalley 应用程序或官网上免费获取（接下来我会分享具体的操作步骤）。六阶段冥想最棒的一点便在于，正如前文所言，它适用于任何人。

没有人会被排除在外或被忽略。

你不需要任何特别的技能，或经过任何正式的培训。而且说真的，你不需要那些念珠。

不如这样，让我们把对冥想的刻板印象就此撕掉，和它再见。作为本部分的开场白，我会列举一系列成为真正的冥想者实际上并不需要的事物。

维申建议，为了成为真正的冥想者，你不必购买以下物品：

- 念珠（已经说过）
- 尼泊尔石英颂钵
- 熏香（要是你有哮喘，可别怪我没提醒……）
- 任何无麸质食品
- 瑜伽茶（虽然我自己还蛮喜欢的）
- 瑜伽垫
- 瑜伽袜
- 瑜伽砖
- 瑜伽裤（看到没有？冥想不是瑜伽）
- 水晶
- 唱诵 CD

还没完。

维申建议，为了成为真正的冥想者，你不必去做以下事情：

- 学习如何让自己摆出莲花坐姿
- 和"未开悟"的朋友断绝往来

- 去印度"寻找真我"

- 成为一名素食主义者

- 追随某位精神领袖（别因为我误入邪教）

- 和陌生人对视

- 平衡你的脉轮

- 禁欲

你真的不必特意去做任何事。

所有你需要的就是你自己。有地方舒服地坐着？很好。大脑还能思考？很棒。抽得出 20 分钟时间？太棒了。你已经准备好了一切。

相比于市面上许多教条式的冥想，六阶段冥想显得格外亲民。而我是故意为之。因为真的很遗憾，在如今忙碌而充满压力的现代社会里，最需要冥想的人（朝九晚五的上班族）常常因为伴随冥想而来的教条而对其避而远之。

如果你喜欢念珠、熏香、唱诵或草本茶——请继续做你自己。这些完全没问题。但我想强调的是，冥想没有所谓的门槛，尤其是六阶段冥想。

让我们从最基本的开始

一个很好的起点。

1. 清空你对冥想的固有认知

先说重点：在你开始练习并在带领者悦耳而具有磁性的声音的引导下进入天籁之境之前，请先清空你对冥想的固有认知。

我们在接触任何新鲜事物时，若想最大化我们的效果，最重要也最鲜为人知的一点在于：空杯心态。

请以初学者的心态开启这段经历，哪怕你对冥想领域已经颇有了解。来自 Mindvalley 的大脑专家吉姆·奎克（Jim Kwik）指出，人们之所以没能以最有效的方式吸收新的信息，其中最大的原因在于他们的大脑已经被之前储存的信息所占据。所以当你播放六阶段冥想的音频时，请先清空之前储存的信息，放下你的预设，怀以空杯之心。

2. 决定你将在何时开始练习

时机很重要，尤其是冥想。

所以你要考虑的第二件事是，你将在什么时候开始冥想。

如果你问我，我会说早晨醒来后最好。原因如下：

首先，阶段五是关于计划接下来的一天。如果你是在晚上 8 点冥想，那么你的"完美一天"将没有多少时间可供计划。相反，早晨冥想可帮助你以及你周围的人以一颗安定的心去迎接接下来的 24 小时。在你吃早餐蛋卷之前，享用一些美味的慈悲、感恩、原谅、创造性想象和内在联结，这样开启一天岂不是很好？

其次，你刚醒来时，你的大脑正处于完美的冥想练习状态（α 脑波）。我们知道这点，是因为我们的脑波可以通过脑电图仪（又称 EEG）进行实时观测和描绘。

如果你晚一点再冥想（比如下午），你的大脑则必须从日常的清醒状态（β 脑波）切换到适合冥想的静息状态（α 脑波）。这对新手冥想者颇有难度。但如果你早晨醒来就开始冥想，那你等于帮了自己一个大忙——因为你自然而然地就在 α 脑波里。

3. 请提前告知和你同住的人

如果你一个人住，你可以跳过这个部分。你有着得天独厚的优势去获得平静和安宁，而不被打扰。

但如果你和我一样有孩子、室友、黏人的伴侣或精力旺盛的宠物，那恐怕就享受不了这样的福气。所以，请提前和你同住的人说一声你会在什么时候、什么地方冥想，并礼貌地请他们（或是求他们）不要打扰。

接着便专心冥想。和你的孩子说，你会冥想完再陪他们，或告诉你的伴侣，你会准备好早餐，只要他们对你留出的这 15 ～ 20 分钟予以尊重。

4. 决定你将在什么地方练习

接下来是在哪里冥想的千古难题。我自己是喜欢醒来后就坐在床上冥想。我会盘起双腿并在背后放一个枕头。不过，你不必和我一样。如果你喜欢的话，你可以伸直双腿并在膝盖下放一块软垫。

只要你的脊椎直立且舒适，脑袋可以活动，你就可以冥想。床上、椅子上、地板上，无论什么地方。在家最理想。但如果你不在家，找一处花园或公园，或在办公室冥想，都没问题。

只要别躺下。因为躺下后，15 分钟的冥想很可能会变成 15 分钟的打盹儿。虽如此说，但一旦你养成习惯，你在冥想时睡着的可能性将大大降低，哪怕你有点困。因为你的大脑将知道什么时候是冥想时间，什么时候是小憩时间。

而现在，无论你在哪里，坐直就好。

5. 播放六阶段冥想音频

现在是时候享受六阶段冥想的滋养了。

打开冥想音频，关掉手机屏幕，让我们开始吧。我推荐你使用高质量的耳机，这样你就能享受最好的音质。

6. 深呼吸跟随我的引导

是时候开始冥想了。不用担心自己没做好，因为我会从头到尾带着你，而且如果你是先读过本书，再进行冥想，那么你已经领先了一大截。

记住，你不必等到自己处于安定平和的状态后，才去冥想。这是你在冥想结束之后会获得的。所以无论你当下正处于怎样的状态，就让自己以这样的状态进入冥想。让自己沉浸其中，好好享受。

这会是一段非常不一样的体验。

7. 福利指南：冥想中的身体活动

请不要为了所谓的"做对"而让自己在冥想中受罪。

和大众观点正好相反，冥想时你不必端坐着一动不动。

当然，保持不动有助于你集中注意力，但这绝不意味着禁止冥想中的任何身体活动。

我知道你或许看过这样的画面，印度修行者在冥想时，如雕塑般岿然不动，一坐就是一整天。这的确令人叹为观止。不论天气如何，不论周遭声响，也不论蚊虫叮咬，他们依旧安如泰山。

但在我看来，这很容易染上疟疾。

如果有需要，请尽管活动你的身体。腿抽筋了，活动活动它。孩子摔倒了，把他们抱起来。需要做什么，就尽管去做。做完后，直接回到冥想上即可。

8. 福利指南：当你的思绪飘走

六阶段冥想特别适合容易走神的人。

如果你练习冥想有一阵子了，也实践过"观察念头式"的冥想（即单纯地观察脑海中的想法和念头），那么你一定知道脑海里的念头大多指向两个方面：解决问题和规划未来。这便是为什么六阶段冥想会直接处理这两个方面。

这也是为什么阶段三会涉及原谅。如果我们对某个人很生气，在冥想时，我们的大脑就会不断地去想这个人多么讨厌。

这是大脑的生存模式，完全正常。当让你心神不安的事情即将发生时，大脑会试图去设想最坏的场景并为之做准备。这便是为什么阶段四和阶段五会聚焦在为近期和远期制订积极的计划上。

你看，六阶段冥想并不会妖魔化"思维"——相反，它会汲取思维的力量并通过结构化的引导，让你的生命因此最终变得更好。

9. 福利指南：背景音乐

另一个我想要揭穿的迷思是冥想音乐。

你常会听到许多硬核冥想者声称，冥想时的背景只能是绝对的寂静。

我不同意。同样地，这就和莲花坐姿一样。如果你喜欢寂静，如果你喜欢莲花坐姿，无妨，请继续如此。但每个冥想者都是独特的，有着自己的偏好，无所谓对错。

而我个人偏爱双音节拍。

为什么？

因为科学研究已经证明双音节拍能带来一些惊人的好处。它们可不是什么排箫瑜伽乐或是深海鲸鱼声。双音节拍是将两种不同频率的声音在你耳边同时播放（在理想情况下，通过耳机将其中一种传递至你的左耳，将另一种传递至你的右耳），进而将你的脑波调频至特定频率，达到辅助冥想的效果。

这听起来很复杂，但实际上并不会。我将在阶段三向你介绍一个实验室，他们在那里专门研究脑波。这些东西全都可以测量。脑波频率反映了你的大脑处于什么状态，而双音节拍会帮你从活跃的、清醒的 β 状态切换至更为放松的状态，比如 α 状态。当然，你完全可以靠自己进入安然平和的禅定之境，它们对你有帮助，为何不用？

————

就是这些。现在你已经做好准备开启六阶段冥想了。

遵循以上指南，迎接你的将会是一场高效而高能的内在体验。它将不仅为你接下来的一天，还包括你的整个人生注入积极的能量。我真心相信，六阶段冥想不只拥有改变你的人生的潜能，还有改变你周围所有人的人生的潜能。（这一点我会在结语时说更多，请保持关注。）

我很开心地告诉你，你即将成为全球 100 多万名六阶段冥想练习者的一员。

欢迎你的加入。

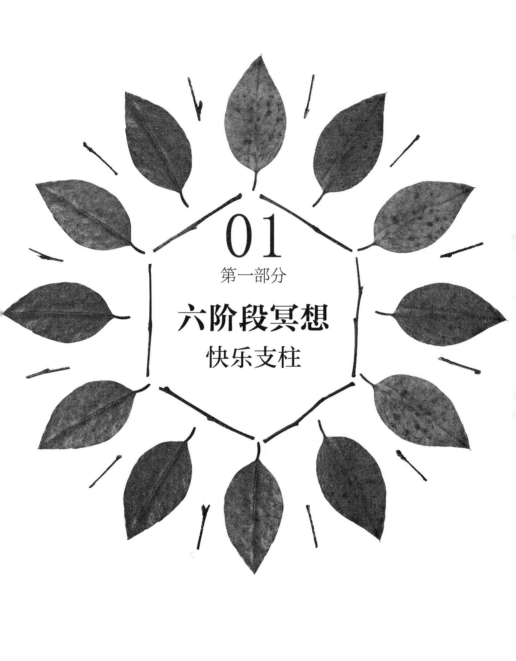

01

第一部分

六阶段冥想

快乐支柱

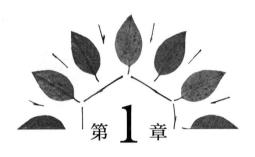

第 **1** 章

阶段一

爱与慈悲

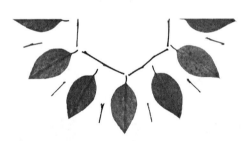

超脱自我的割裂，去体验，去感受意识的开放、浩瀚和无垠。天人合一。如此境界，达到不难。

——萨姆·哈里斯（Sam Harris）

抬起胳膊，闻一下你的胳肢窝。快闻，我是认真的，这样做是有目的的。

你闻到了什么？很可能，不会有什么太过奇怪的气味。事实上，你也许会捕捉到一丝幽微的清香——或许是薄荷味的清新体香剂，或许是如花朵扑鼻般的古龙香水，或许是你清晨用的沐浴露的余香。或者你所感知到的是独属于你自己的、甜美多汁的迷人魅力。

但如果我是在 1920 年请你这样做，你很可能会晕倒在地。这是因为 100 年前，清洗身体绝非什么要紧事，口臭同样不足为奇。你知道吗[1]？ 20 世纪 20 年代早期，在美国，只有 7% 的人会花工夫清洁自己的牙齿和口腔。

也就是说，过去 100 年，我们实际上取得了不少的进展，不是吗？如今，我们大部分人都知道个人卫生的重要性。洗漱完，抹点香水，这不仅是为我们的个人卫生着想，还照顾到了其他人的嗅觉感受。

虽说如此，那为什么现在数十亿的人每天上班都香气扑鼻，却鲜有人关注自己的心理"香气"？

我们每天都会清洗自己的外在，却忘了"清洁"自己的内在。

许多人包括我自己，清晨醒来时伴随自己的是焦虑、压力和对于前一天的后悔与遗憾。这其实很正常。这是生而为人的一部分。但如果我们对这些情绪视若无睹、听之任之的话，那么问题就来了。因为这些情绪就像口臭或体臭，毫无疑问将会影响到其他人。

无论你是否有意，你很可能都会将自己心中的烦闷、沮丧和不快，发泄到别人身上。当我们迷失于自己的情绪海洋时，爱也好，慈悲也罢，早已沉入海底，消失不见。淹没我们的将是令人窒息的一天。而身边的人，很可能会成为我们内在情绪的无辜受害者。

慈悲的恩赐

慈悲会训练我们的大脑，让我们变得更善良。相信我，善良在如今的世界里是一项竞争优势。后文将会详述。

慈悲所带来的内在的平和与喜乐，会传递给我们所遇见的每一个人。你在练习慈悲时，自然感觉良好。但除此之外，慈悲还能帮你避免不必要的戾气，以防它们毁掉你的一天，更不用说别人的一天。忽然之间，不必小题大做，不必睚眦必报。因为你懂得，你和其他人其实并无不同。因为慈悲，你能够在他们身上看见自己。因为慈悲，你更容易化干戈为玉帛，化戾气为祥和。

举个例子，服务员给你下错单。你懂得那种感受，那种胸口一沉，"天啊有没有搞错"的夸张情节开始在脑海里上演。牛排没有按你的要求来烹饪的确不是什么世界末日，但也着实让人心烦。谁要是还给他们小费，那一定是脑子有问题。

话说回来，大家都知道我在给小费这件事上特别大方。这并不是我痴迷于打造个人形象，而仅仅是练习慈悲所带给我的意想不到的收获。

几个月前，新冠疫情期间，封控得到暂时解除。我和一位朋友决定去当地一家咖啡馆喝上一杯。我们都很激动，因为我们好久都没有外出就餐的奢侈体验。咖啡馆外，人们排着长队，虽然戴着口罩，但也掩不住开心的笑容。

我们等了好一会儿，终于就座。一位女服务员来到桌前，我愉快地点了一杯咖啡和一份牛油果早餐蛋卷。

20分钟后，我的咖啡到了。尝了尝，常温。要知道，我们当时是在北欧，这意味着这杯咖啡是冷的。我的朋友此时已经气得冒烟，靠在椅子上，咂着嘴表示不满，而我则冷静地要求换一杯热的。这位服务员一边道歉，一边匆忙离开，打算给我重做一杯。只不过她没有。她忘了。

又过了30分钟，我的蛋卷到了，而这次没有放牛油果酱。我的朋友冲我半开玩笑、半生气地嘀咕道："这里的服务真差劲！"

就这样，我们将就着吃完。在我们准备离开的时候，我朝这位女服务员笑了笑，给她留了20欧元小费。

"你疯了吗？"我的朋友皱着眉问道，"这里的服务烂到了家！你怎么还给她20欧元？！"

实际上，我并没有想太多。没错，这里的服务的确糟糕透顶。但相比于我被困在家，独自一人吃微波炉加热的速冻早餐，这已经好太多了。要知道，我们已经三个月没有踏出过家门。这家咖啡馆的存在，仿佛是天赐。

而那位女服务员？我并不怪她。我发自内心地体谅她。

封控的这三个月，她很可能处于失业的状态。所有的餐厅和酒吧都暂停营业。她不仅和我们一样忍受着孤单的痛苦，而且还可能为自己未来收入不知从哪里来而发愁。或许，她和我一样还有孩子要抚养。

而她最后得到了这份工作，却被告知自己需要在这人满为患的咖啡馆里，连续佩戴口罩 10 个小时。在招待完我们之后，就得立马服务外面 20 多位排着长队的顾客。很明显，这家店人手紧缺。她能做的，则是尽全力去响应顾客们源源不断的需求……与此同时，还得忍受未来几周自己可能再次失业的不确定感。

所以坦白讲，从这个角度来看，她的服务已经无可挑剔。而那点儿小费，她至少还可以用来给自己买一瓶酒或一盒巧克力，以犒劳自己。疫情期间，若不是有像她一样的人零零散散地做着服务类的工作，我们怕是都得疯掉。

我把这些解释给朋友听，她礼貌地点了点头，表示理解和认可。而后我们便各自奔向余下的一天。

不过我没有告诉她的是，那天早晨我做完了六阶段冥想。看来是阶段一起了作用。

那三分钟的冥想，让我变得更具同理心，而更少地去评判他人。佛家子弟可能会说，我做到了"慈悲为怀"，而非顺从人类原始的"归因错误"。

基本归因错误：错判他人，开脱自己

你瞧，我们的大脑，这个狡猾而自我美化的家伙[2]预设了人类原始的基本归因错误（该错误将由阶段一加以修正）。

假设你正行驶在高速上，某人突然超车抢在你前面。你第一反应很可能会是责怪他。你甚至会破口大骂："浑蛋！"（希望是在你心里，而不是朝着车窗外。）换句话说，你会假设这个人在人品上有问题：嚣张、无礼、自私自利、根本不为他人考虑。

但假设你是超车的那个人，你可能会在心中连声道歉："啊呀，对不起，对不起！"无论这是否是你的错，你很快就会为自己辩解。比如，你还在适应自己的新车。比如，你昨晚没睡好，今天有点累，所以错判了车距。比如，你着急带鹦鹉去见兽医。又比如，今天是女儿个人展示的大日子，你想带她按时到校，不想让她失望……原因不胜枚举。

　　总之，如果问题是别人造成的，那一定是别人的人品有问题；但如果是自己造成的，那一定是环境使然。我们只不过是这个悲惨故事里的受害者。

　　你知道吗，我曾经有一次被别人叫"浑蛋"。

　　那时我 24 岁，正准备坐飞机参加我生命中最重要的会议，然而距离登机只有 4 分钟。所以，你会看到我在机场内夺命狂奔。那时我在一个叫做 AIESEC 的非营利组织工作，它致力于推动世界和平。我在那里的薪水少得可怜，但它的愿景对我而言有着特殊的意义。所以我留在了那里。为了参会，我选择了最便宜的中转联程航班。但谁能想到他们更改了我下一趟航班的时间。

　　所以我开始以最快的速度夺命狂奔，上气不接下气，拼命地拖着我的大件行李。如果错过这趟航班，我不知道是否还能买得起别的航班，而我也不打算让一个非营利组织来为此掏钱。就在我狂奔之际，我不小心踢到了一位男士的行李箱。我踉跄地爬起来，不顾一切，继续向前。你知道的，我必须分秒必争。

　　就在我全力向前之际，"你这该死的浑蛋！"的声音从我身后传来，响彻了整个长廊。

是那位被我不小心踢到行李箱的男士。

这让我很困扰。我并不觉得自己是一个浑蛋，我是一个好人，那只是一个意外。但不得不承认，要是同样有人踢到我的行李而且没有道歉的话，我估计自己也会这样骂他们。

这个例子体现的就是基本归因错误。在我的故事里，我不过是一个正直的孩子。因为我在非营利组织工作，为了省钱，我必须赶上下一趟航班。但在那位朝我破口大骂的男士眼里，我就是一个不折不扣的浑蛋，破坏了他平静而美好的一天。像流氓一样，踢翻行李，扭头就跑。

同样的场景，不同的视角——结果大相径庭。

若以更加慈悲的心来对待类似场景，"我们"和"他们"的二元对立将会逐渐消融。我们的情绪将会更少地被触发或被激起。因为你懂的，世间并非只有黑白二色。做坏事的人，不一定就是坏人。也不是所有人，都在成心针对你。有时候，好人也会犯错。你会，我也会，但这不一定和人品有关。

我们都会经历糟糕的一天。但经历糟糕的一天，不等于你就是糟糕的人。

当然，要是糟糕的一天，外加"糟糕的行为"成了习惯，这或许值得你好好反思。不过，若想避免糟糕的一天，最好的打开方式莫过于练习慈悲。

慈悲的自私面

我必须向你坦白，我在撰写"阶段一：爱与慈悲"的文字稿时，并非完全出于无私。这些内容，并非完全来自我内心里的良善。对他人善良，固然为善事。而且，周围的人将会感谢你的善良。不过，善良和慈悲还有更为自私的一面。

先声明，如果你只有出于对全人类无条件的爱才能练习慈悲的话，那么请你做自己。那样也很好。

实际上，当你练习慈悲时，长久而言你的情绪状态将会变得更加轻盈、喜悦和平衡。

当你感受到自己与万事万物更深刻的联结时，不用说，这个世界在你的眼里将不再那么危机四伏，让人惶恐不安。你开始留意到人们的善意和善良。

科学研究证明了这点。宾夕法尼亚大学和伊利诺伊大学曾就"强社交联结对人类大脑的影响"做过一项非常棒的研究。它被命名为"高幸福感人群研究"[3]，研究者想知道最影响现代人幸福感水平的因素是什么。

结果幸福的秘诀并非阳光明媚、温暖宜人的气候（虽然这会有帮助），不是卡卡圈坊（Krispy Kreme）可口的甜甜圈，不是金钱，也不是职业上的辉煌与成功。

真正的秘诀在于，参与者社交联结（social connection）的强度。

那些幸福水平高于其他人的参与者，享受着亲密的爱情、温暖的亲情和真挚的友情。就这么简单。但享受这些美好关系的前提是，拥有一颗柔软而慈悲的心。

你越是慈悲，你和他人的关系越是和谐、深刻和坚固。慈悲心，是如今最宝贵的社交货币。它的价值和力量，无可估量。

究竟什么是慈悲

和大众观点相反，慈悲并非可怜他人。

慈悲不是同情，慈悲是怀着满腔的爱意，和对方联结，无论他们是谁，或来自何方。

当修行者进行慈悲冥想时，他们并非沉思这个世界上所有的苦难和不幸，然后唱诵"太惨了"。他们是在联结整个人类。有时候，还会联结整个地球。他们感受着自己在其中的位置，享受着天人合一的和谐。他们所练习的，是联结所有人。当他们面对这个世界时，他们会抱以无条件的爱，心中一片安宁。这比同情要酷很多，不是吗？

同情是"你真惨"。慈悲是"愿你安好，因为我们本为一体"。

区别看似细微，但实则天差地别。同情会吞噬你的能量，但慈悲会赐予你更多能量。难怪修行者脸上总是挂着一副宁静而祥和的神情——原来他们早已发掘出慈悲的力量。

如今许多科学家终于关注到慈悲这个话题，而相应的研究也如雨后春笋般冒出来。他们想知道慈悲是什么，以及它是否真的值得被进一步研究。

下面是目前科学家所得出的关于慈悲的最佳定义：

慈悲，是从评判走向体谅，从孤立走向联结，从分歧走向理解。

如果你问我的话，这个定义相当准确。而且有趣的是，你实际上还可以在某人的大脑扫描中观察到大脑"走向体谅、联结和理解"的部分。一个充满爱与慈悲的大脑甚至和"普通"的大脑看着都不一样，亮着的脑区如圣诞树上的彩灯般光彩夺目，并展现出对积极情绪更强的感知力。这么看，慈悲的的确确重塑了心灵。

于我而言，慈悲很简单。它是臣服于更好的自己，它是将内在的温暖向外传递，它是真诚地关心自己，在乎他人。

一如伟大的诗人威廉·布莱克（William Blake）所言："我们投诸于世，不过方寸之地，应如世间万物，承接爱的洗礼。"

那么，我们还在等什么？

慈悲的挑战

现在你知道了慈悲对于自己和他人的好处，你或许会问，为什么没有更多人谈论它。

可惜的是，现代的生活方式并不完全支持我们去成为慈悲的人。尽管慈悲是我们生而为人的自然状态（绝大部分的小孩刚生下来都有一颗慈悲而柔软的心），但社会的影响和熏染却往往会将其剥夺。

让我用一个实验来向你证明。

看向别人的眼睛。

如果你真想挑战自己，不妨试试不那么熟的人。如果你独自一人，不妨找一面镜子，看向自己的眼睛。请保持住视线，尽量不断开，持续一分钟。

感觉如何？

这种人类基本而原始的联结方式，让你感觉多不舒服？按 0 ～ 10 打分，会是多少分？

如果你居住于美国、加拿大、欧洲或澳大拉西亚[⊖]，你估计会相当不舒服。因为在这些地方，社会文化让人们相信人与人之间的联结应该不舒服。你可能曾被告诫说，盯着别人看是不礼貌的。而被别人盯着看，会让你感觉异常暴露而脆弱。这莫不悲哀。不仅如此，世界上其他地方也未能幸免。这种排斥深层次联结的文化，已经肆虐到了亚洲、非洲和南美洲的许多城市和乡镇。

但为什么会这样？要是对幸福感影响最大的"人与人的联结"被社会定义为奇怪的、不礼貌的、近似痛苦的事情……那么坦白讲，我们都要完蛋。所以有些事情我们必须重新定义和学习。

这便是为什么爱与慈悲排在六阶段冥想之首。人与人

⊖　包括澳大利亚、新西兰及太平洋西南岛屿。——译者注

的联结对我们而言不应陌生。它应是我们生活里的第一要务。

现在，我猜99%的人读到这里会有一个疑问，而这个疑问可能会是：

慈悲这个事吧，的确不错，但如果有人真的很浑蛋，我要怎么办？如果有人真的就像希特勒一样坏，我不想对他们慈悲，我要怎么办？

我理解这种感受。我们每个人心中都至少会有那么一个人，希望他立马从地球消失，无论原因是什么。这很正常。如果我们做不到对这个人慈悲，没关系，交给阶段三。到了阶段三，我们会练习原谅，它类似于工业级强效慈悲。

不过现在不用担心，在阶段一，你只需要聚焦于某个你深爱的、更容易唤起慈悲的人。在本章末尾，我们会一起走完整个流程。

阶段一虽然不关注那些"坏人"，但在实际功效上，会让我对他们怀有更多的慈悲。一旦我进入慈悲的状态，当别人做出让我生气的事时，我不会立马爆发。我知道我要做些什么，来帮助自己快速恢复平静和安宁。练习慈悲，让我对自己的心理健康有了更强的掌控感。也让我在与容易犯错的人类同胞相处时，有了更多的耐心和包容。

这极大地改善了我的人际关系，无论是在工作上，还是在生活中。它让我更自如、更自在地行走于世，感受自己和万事万物的联结。

最棒的是，你不必怎样努力。一旦你开始定期练习，所有这些都将发生在你的潜意识水平。就像被动收入，爱和慈悲会不断向你涌来。

训练你的慈悲"肌肉"

我知道你正在想什么。你的慈悲心和联结感是在短短几分钟内就能陡增的吗？当然不是。慈悲是你能立马报名去学就能学会的吗？当然也不是。毕竟，它不是计算机工程。不能说在网上报了名、学了课、拿了证，你就学会了慈悲。

慈悲就像性格特点。你要么是慈悲的人，要么就不是。你没办法因为决定自己可以拥有如此开悟的特质就能拥有它，是吗？

不是！

来自美国威斯康星大学麦迪逊分校（University of

Wisconsin-Madison）的理查德·戴维森（Richard J. Davidson）教授和他庞大的科学家、心理学家及实验对象队伍，也会反驳这个观点。

这群了不起的研究者[4]证明了，慈悲事实上是一项可被训练的能力。他们同样想揭秘有关慈悲的"先天后天之争"。慈悲究竟是后天学习和训练的结果，还是你的 DNA 决定了你生下来就是甘地的化身，或会带一点儿浑蛋的气质？

为了回答这个问题，该研究团队就爱与慈悲开展了广泛的研究。他们要求参与者每天根据引导进行慈悲冥想，持续两周。仅此而已，没有电击，没有药丸，没有尖利的棍子或吓人的铁笼。参与者唯一要做的只是坐下来，放轻松，在心中对不同的人练习慈悲。

这些人包括他们心爱的人、他们自己、陌生人、某个他们发现难以相处的人。科学家通过定期的脑部扫描来追踪实验进展。

这是他们所发现的：

实验结果表明，慈悲可以通过训练来培养，更多的利他行为或许来自理解他人痛苦、控制行为和情绪、处理与奖赏有关的神经系统的活动增强。

翻译成大白话，也就是说，他们发现慈悲这项特质并非由先天决定的，而是后天训练的结果。你可以训练你的大脑，让它变得更善良、更慈悲。你还可以塑造你的孩子，让他们更温柔、更善良。"人之初，性本善"不再只是假设，而成了一项可被训练的特质。慈悲心，成了你可以做出的选择。而持续的练习，会让你日臻佳境。

谁会料到？科学表明：慈悲让你更年轻、更性感

现在，你已经意识到慈悲背后的科学，和它所能带给我们的好处。接下来，还有一些额外福利，让我们一起看看。你或许会大吃一惊。

训练慈悲肌肉所带给你的，远不只表面的安宁。当然你的脸上或许会挂着安然宁静的神情，感觉似乎与周围融为一体。但让你意想不到的收获还包括：

- 积极性和乐观水平的提高
- 由内而外的慷慨和大度
- 压力免疫能力的增强
- 更少的因负面刺激所引起的情绪反应

- 与联结相关的脑区的活动增强
- 创伤后应激障碍（PTSD）症状的减弱
- 身体疼痛的减弱 [5]
- 衰老的延缓 [6]

没错，慈悲还能延缓衰老。

美国北卡罗来纳大学（The University of North Carolina）的科学家证明了这点。他们在一项随机对照实验中，测量了参与者在练习慈悲前后的端粒长度（年龄的 DNA 标记）。通常来讲，端粒的长度会随着我们的年龄增长而缩短。端粒长度和端粒缩短的速率，可以让科学家非常精准地判断出一个人的年龄和衰老的速率。

在该实验里，科学家将练习慈悲冥想的人的端粒长度，与那些非练习者的进行对比。让人难以置信的是，非练习者的端粒均有缩短，但慈悲冥想练习者的端粒完全没有缩短。

换句话说，慈悲在基因上延缓了衰老。难以想象，不是吗？

除此之外，慈悲练习还有一项非常实用的功能。如果你是单身男士，那么听好了——慈悲兴许还能帮你收获一段成功的约会。

研究表明[7]，在女性看来，男性身上最吸引人的特质莫过于善良，而善良来源于慈悲！

女士们，你们也没被落下。同类研究显示，男士会给那些拥有一定慈悲特质的女士在吸引力上打出更高分数。尽管不同的研究聚焦于不同的性别群体，但最后的研究结果表明，慈悲的吸引力在性别上不存在差异。

我们的生理构造决定了我们会被慈悲的人吸引。我们都渴望被爱和被看见。而慈悲，是让这份渴望成为现实的终极秘诀。谁不想和心怀慈悲的人来往？

心脏共振率：未被重视的健康指标

我想要让阶段一再私人一点。我想要实际上看到、感知到我和世界的联结，而不只是经历一些心理活动。在寻觅理想工具的过程中，我碰巧遇见了美国心脏数理研究院（HeartMath Institute）的慈悲练习。

位于美国加利福尼亚州的心脏数理研究院，聚集了一批对"心脏共振率"（heart resonance）这个概念满怀热忱的科学家。

心脏共振率[8]，指的是你的心脏跳动所间隔的时间。它与你心中的爱意和联结感有关。你可以测量它，改善它，还可以以此唤起心中无尽的幸福感受。

这群科学家设计了一个简单的方法，用以提升你的慈悲水平（或用他们的术语，心脏共振率）。你现在就可以试一试，方法如下。

回想你深爱的人。

想象他们站在你的面前，脸上挂着笑容。看向他们的眼睛，告诉他们，你爱他们。

感受你心中深深的爱意。让这个感受停留 30 秒。

让我告诉你，你刚才做了什么。

你刚刚使用了你的"慈悲肌肉"，并带来了体内即时的生化反应。这就像你的心脏共振率"健身训练"，让你的身体分泌出催产素以及其他有利于你身心健康的化学物质。要是你身边有一位科学家，他可以在心电监护仪和大脑扫描器上向你展示刚刚的神奇效果。

在听闻这个方法如此简单之后，我便萌生了一个想法。我决定，对于阶段一，我们将从美国心脏数理研究院的心脏共振率提升法开始，将这份爱向外传递，直至整个世界。事实证明，相比于凭空臆想出对全人类的慈悲，这样做要容易许多。

所以首先，回想你深爱的人。无论是你的伴侣、孩子，还是你的猫（它的咕噜声总会慰藉你的精神）……无论你选择谁，选择什么，都没问题。只要你爱他们，就这项练习而言，就很完美。

接着，我们将以你深爱的人为跳板。

我知道，这听上去有点奇怪。我真正想说的是，我们将强化他们带给你的积极感受。我们将回收利用你对他们的爱，并把它分享给其他所有人——首先是你的邻居，然后是你所在的城市、国家和大陆，最后是整个地球。

接下来，我会具体描述你在六阶段冥想中将要做的事。你不用把整个流程记下来，因为在 Mindvalley 应用程序上，你可以直接跟着我的引导进行练习。

下面的文字，仅仅是为了加深你的理解，并最终深化你在冥想垫上的体验。

爱与慈悲冥想法

第一步：回想你深爱的人

深呼吸，呼气时，想象他们正站在你的面前，如此生动而真切。

看见他们脸上的笑容和眼神里闪烁着的笑意。如果你不擅长视觉化，只需感受他们的存在。首先，内化你心中被唤起的慈悲感受。觉知你心中涌起的爱意，给这些感受一个颜色。或许是粉色，或许是淡蓝，或许是绿色。无论你想到什么。然后，继续深呼吸，让自己沉浸在催产素的分泌中。让他们知道，你有多爱他们，让幸福的感受一开始就从心底满溢。

第二步：让慈悲充盈你的身体

让你深爱的人所唤起的慈悲感受，从你的心间流淌而出，直至充盈整个身体。

深呼吸，呼气时，让爱的感受从你的心流经你身体的每个细胞。让那道彩色的、抚慰人心的光在你的心间照耀，进而围绕你的身体。想象它在你的身边，萦绕成温柔的气泡。你也值得你自己的爱。请对自己也怀有一颗慈悲心。正如我的好朋友、Mindvalley 备受喜爱的老师丽萨·尼克尔斯（Lisa Nichols）所言："先盛满你的杯子……只有那时，你才能分享你满溢的部分。"

第三步：让慈悲充盈你的屋子

现在，是时候让这份慈悲和联结，充盈你冥想时所在的屋子了。

再次深呼吸，呼气时，想象慈悲的气泡不断变大。想象它容纳了屋子里的所有生灵。人、植物、动物——放下心中的分别和界限。这种感觉真的很棒，因为我在床上冥想时，躺在我旁边的是我的伴侣或孩子。于我而言，这是身心的滋养。

第四步：让慈悲充盈你的社区

现在，你已经知道如何让慈悲在空间上扩大。接下来，我们将扩大到更远的地方，你的邻居。

首先，想象慈悲的气泡容纳了整个屋子，抚过屋子里的每一个人。接着，想象它容纳了你的整个社区。我喜欢在脑海中随意挑选一位邻居，想象她毫无缘由地向我绽开笑容。因为我散发出的积极能量被她所捕捉，所共鸣。继续深呼吸，保持住你心中爱的感受。

第五步：让慈悲充盈你的城市和国家

从你的城市开始，接着到整个国家。

对于这部分，我喜欢在脑海中想象我所在城市的地图，接着放大至整个国家。你可以想象自己在直升机上飞越整个城市，或是观看无人机视角的城市画面。想象慈悲的光芒，将城市温柔照耀。

然后，将这份慈悲覆盖至整个国家。想象慈悲的光芒，将国家温柔照耀。让想象力尽情驰骋。感受你身体里的爱意。深呼吸，呼气时，想象自己正把这份爱意分享给整个国度。

第六步：让慈悲充盈整个地球

接下来就有趣了。深呼吸，呼气时，你心中的爱意和慈悲将从你的国家，蔓延至你所在的大陆。

随着你每次呼气，它会漫延至每一个大陆：亚洲、欧洲、非洲、北美洲、南美洲、大洋洲……甚至是南极洲。将你心中的爱意和慈悲，想象成一场温柔的海啸，将地球轻轻吞没。这是慈悲练习的最后阶段，不只是把我们和最亲近的人联结在一起，还有地球上的所有生灵。放飞你的想象。想象不同国家、不同文化的人民。想象飞鸟。想象老虎或狮子。想象雨林和风雪。想象日落……直至大海的深邃。

想象这个美丽世界，并感受自己在其中的位置。

你脑海中最后的定格画面，应是整个地球。慈悲的光芒，将它温柔照耀。

————

如果你不小心在这中间走神，而失去了你在第一步中所唤起的爱与慈悲，催产素水平开始下降的话，回到你深爱的人身上。再次想象你最亲近、最亲爱的人站在你的面前，让爱充盈你的身体，让慈悲的感受再次向外满溢。

这或许需要一点练习。要是你最开始不太熟练，不必自责，放过自己——要知道，世界上只有不到 1% 的人，在借由慈悲让自己摆脱求生模式，而你属于这 1%。欢迎来到慈悲者的"新手训练营"。

在你上手之后，它将会成为你的第二本能。慢慢地，你也会拥有慈悲的特质。无尽的远方，无数的人们，都与你有关，而不只是联结自己社交圈以内的人。

想想看，这会为你的心理健康带来怎样的影响。想想看，这会为你所遇见的每一个人带来怎样的影响。相信我，你身上的能量，他们都感受得到。

要是我们每个人都拿出一点时间来练习慈悲，那会怎样？我敢说，那会拯救全世界。想想看，历史上那些最惨绝人寰的（人为）灾难，那些让我们差点从地球上毁灭的灾难。它们某种程度上，都归因于慈悲心的匮乏。

想想看，我们本可以避免多少战争。想想看，我们将会如何对待这颗星球。我们将会如何对待我们心爱的人、路上的陌生人以及我们自己。

现在，你知道慈悲远不仅仅是同情。它是创造一个更善良的世界，并在其中找到属于你独特位置的根本。人类身上的这种特质，如此耀眼，或许是生物进化史上最伟大的成就。慈悲，正是沉睡在人类心底的超能力。

漫威里受人喜爱的维京英雄托尔（Thor）曾说过一句话，让我深有感触：

我宁愿做个好人，也不要这君王之位。

我也是，托尔。

在生命的最后一刻，我想我并不会太关心自己掌握了多少权力，获得了多少成就。我更可能会去想，自己修习了多少慈悲，学会了多少爱。

你呢？

———

在继续阅读之前，你可以打开六阶段冥想的音频，带领者将带你进行阶段一的冥想，时长不超过五分钟，而它将给整个冥想练习打下坚实的基础。

学以致用，效果最好。现在，请把书放下，开始冥想。

冥想完，便可继续阅读下一章。

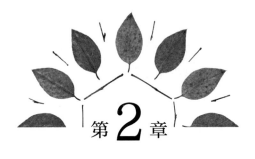

第 2 章

阶段二

感恩与幸福

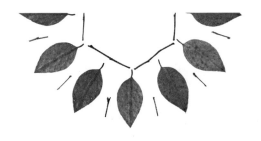

我曾抱怨自己没有鞋，直到我遇见有人没有脚。

——海伦·凯勒

人类真正追寻的是什么？

科学的进步？生命的意义？无尽的财富？还是长生不老药？

是的，这些都是。但除此之外，还有一样东西更宝贵，我们谁也抵挡不住它的诱惑。1931 年，阿尔伯特·爱因斯坦在其众多采访中有一次说道："我们真正追寻的是幸福。"

爱因斯坦因相对论而闻名于世，他和我们一样好奇幸福是什么。尽管幸福的本质难以捉摸，但就像他为理论物理学界贡献了极具革命性的质能方程一样，他也寻得了幸福的公式。而这个公式，后来卖出了 156 万美元。

爱因斯坦 156 万美元的幸福公式

1922 年，爱因斯坦访问日本[1]。在举办一系列科学讲座之后，他表示自己在整个旅途中对幸福是什么思忖良多。

在樱花树和艺伎的背景下，爱因斯坦发现这个地方非常适合沉思幸福的真正意涵。在发现幸福的秘密公式后，他满怀爱意地用母语把它写在了一张纸上。

爱因斯坦确信这 13 单词公式的巨大价值，于是将它作为小费送给了帮他托运行李的酒店门童。

上面写着：

Stilles bescheidenes Leben gibt mehr Glueck als erfolgreiches Streben, verbunden mit bestaendiger Unruhe.

如果你对德文有点陌生，下面是翻译：

相比于无止境地追逐成功，惶惶不得终日。平静谦逊的生活，即是更多的幸福。

爱因斯坦的这段话确是金玉之言。95 年后，这位门童的后裔在一次拍卖会上将这张纸卖出了 156 万美元的高价。

但这段话真正意味着什么？

你或许会有自己的解读。但依我看，爱因斯坦并非鼓励我们抛弃目标，然后被淹没于人海，从此庸碌一生。我非常鼓励人们带着愿景、有目的地生活（后文将详述）。我认为爱因斯坦是在警示我们，警示我们那种"匮乏"的心态、"不够好"的思维，以及在追逐成功的路上疲于奔命的汲汲营营。而正是这些，阻碍着我们去感受真正的幸福。

我相信，他是想要让我们从"在……之后我就会幸福"流行综合征中解放出来，停止这场没有尽头的、让人"惶惶不得终日"的追逐。

此症有何良方？

感恩。

"在……之后我就会幸福"综合征

在我们深入探讨感恩背后的科学以及它如何直接影响我们的幸福之前，我想要和你再多分享一点我刚刚提到的、这个几乎不可言说的综合征。

我很抱歉告诉你这个坏消息。但只要你生活在 21 世纪，很可能即患有此症。

它让整个人类都日渐羸弱。

"在……之后我就会幸福"综合征就像终极的偷走内心平静的贼，它许诺着我们，在某些世俗的享受或成就实现之后，幸福必将到来。但事实上，它总在咫尺之遥。在如今"谢谢你，下一个！"的社会里，我们被告知，幸福就在下一个（填入某个享受或成就）实现的时候等待着我们。可即使实现了，不用说，幸福会再次溜走，又一次成为不可触及的"下一个"。

这样的时刻，我们都曾经历过。

- 在我顺利毕业之后，我就会幸福。
- 在我找到新的男朋友之后，我就会幸福。
- 在我和我的理想女友结婚之后，我就会幸福。
- 在我买下夏威夷的海滩小屋之后，我就会幸福。
- 在我升职加薪之后，我就会幸福。
- 在我拥有属于自己的房子之后，我就会幸福。
- 在我有三个小孩之后，我就会幸福。
- 在我吃完这包家庭装辣奇多（Hot Cheetos）玉米棒之后，我就会幸福。

或许经过锲而不舍的努力，我们终于如愿以偿，感受到短暂的喜悦和欢愉。但没过多久，新鲜感很快退去。就这样，我们又回到了原点。

幸福的距离

世界著名企业家教练²丹·苏利文（Dan Sullivan）曾提出一个非常有趣的概念——"前进差距"（forward gap）——他以此代表"人们总是感到不满足"的典型人类状态。一旦我们将注意力放在目前所处位置和想要去往的地方的差距上，我们就进入了这种状态。

前进差距，指的是从现在的境况到未来的幸福之间的距离。而我们相信，那个幸福在达到未来的某个目标之后便可得到。

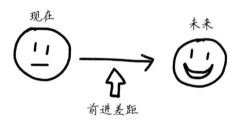

我们盯着这个差距，千方百计地想要弥补它，着了魔一样地以为当我们做到之后，我们就会幸福。但事实是，

我们被骗了。因为这个差距，我们永远也无法弥补。

这就像是夸父逐日。无论你跑得多快，或越过多少山丘，你永远也追不上太阳的身影。这就是爱因斯坦在那张著名的纸上提到的："无止境地追逐成功，惶惶不得终日。"

不妨诚实地问自己，感觉自己有在无限期地推迟幸福吗？如果有，那就是"在……之后我就会幸福"的最佳写照。哪怕你达到了目标，不知不觉中差距又会回来。它就像个无底洞，永远也填不满。但我们却如此执着于将它填满。

如果你感觉有点被冒犯，这可能是个好兆头。为了你的成长，我已经准备好来接收你对我的不爽。不过要知道，你并非独自一人。我曾经大半辈子像是着了魔一样追着远方的地平线，拼了命地想要缩短那个差距。我也患过"在……之后我就会幸福"综合征。而且感叹一声，我现在还会时不时重蹈覆辙。这不足为怪。

将我们抚养成人的父母就未能躲过它的影响，我们父母的父母也是，我们父母的父母的父母也是。幸福可从外在获得，这种观念远非什么新鲜事。

而且，这个观念也并没有错。因着一代又一代人对美好生活的渴望，社会及科学进步得以发生。这个渴望有其正面的影响——它驱动着我们去建设、去发明、去创造、去改变——让社会不断前进。

　　然而我们需要认识到的是，幸福实际上能让前进的步伐变得更加迅猛。而在目标实现之前，幸福的感受就应该充盈我们的心间。丹·苏利文将这个状态定义为"回顾间距"（reverse gap）。

　　回顾间距，指的是从过去到现在的距离。

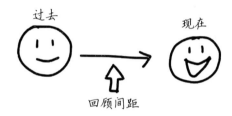

　　当我们回顾过去，聚焦自己已经拥有的一切时，喜悦感会油然而生。

　　我们既要关注前进差距，也要关心回顾间距。如果你是那种靠目标驱动或痴迷于发展自己职业或事业的人，那更应如此。

　　丹·苏利文注意到，许多企业家身上都会有"前进差距"的模式。他们的确很优秀，生活也很美满——然而他们心中却累积了越来越多的不满。

　　他们也染上了"在……之后我就会幸福"综合征。

　　他们都相信着，幸福就在不远处。他们都追逐着看似越来越近，实则日益远去的地平线。他们试了又试，却永远无法抵达那幸福的最后一公里。

　　对此，丹提出了一个简单的思维转换模式。他让他的客户每天训练自己不仅关注自己将要去往什么地方，而且还要关心自己已经走到了哪里，取得了怎样的成就。他们需要去回顾和盘点自己过往的成功与胜利、快乐与幸福以及和所爱之人共同浇灌的亲密与爱。他们需要把注意力放在自己拥有什么上，而非关注自己缺乏什么。更重要的是，庆祝已经成为的自己，和已经走过的光辉岁月。

　　由此他们寻得了更多的平静和安宁，而少了些"惶惶不得终日"。

　　换句话说，他们开始了爱因斯坦也会为之自豪的感恩练习。

我们为何如此痴迷于推迟幸福

　　我们所在的社会不断提醒我们，要是我们花钱购买了他们所销售的产品或服务，我们会有多开心。就这样，幸福成了待价而沽的商品，而为此掏尽腰包的莫过于

"在……之后我就会幸福"的综合征患者。

当我们为前进差距而苦恼时，消费主义社会在一旁开着香槟，举杯庆祝。是的，我们反倒被鼓励不要那么开心。

为什么？

因为开心的人身上，没有那么多钱可赚。不是吗？

想想看，要是所有女性第二天醒来，对自己的身体和容貌都不再焦虑，多少化妆品公司将会破产？

想想看，要是人们不再关心最新款的手机，并开始真正和所爱之人面对面聊天，而非隔着屏幕，这对现在的电子产品巨头将会是怎样的打击？

想想看，要是我们开始全方位照顾自己的心理健康，整个制药行业会以多快的速度走向衰退？（后文将详述。）

总之，你懂的。我们生活在一个向我们持续提供更新颖、更亮眼的解决方案的世界里，通过外在手段获得幸福。

我们成长于这样的世界，但我们不必继续活在这样的世界。只要我们选择反抗。

感恩的叛逆本质

迄今为止最快速、最高效的，仅通过念头本身即可在

你身体里制造出快乐化学物质的方式是感恩。其本质在于
聚焦和庆祝你拥有的一切。感谢你生命中的美好，无论
大小。

它在于立足当下，并为所有已经发生的好事举杯欢庆。

如果你问我，我会告诉你，这就是真正的幸福。

尽管我们总被诱惑着去追随大流，去追逐多巴胺的短
暂分泌，但我发誓，借由感恩而生发出的幸福感，更值得
你去追求。因为它没有任何的"如果"或"在……之后"。
它是永不过时的幸福秘诀。和慈悲一样，它一分钱不花。

不仅如此，从许多方面来看，感恩更代表着一种反抗。

- 它反抗着差距。
- 它反抗着"在……之后我就会幸福"综合征。
- 它反抗着社会对幸福的定义。
- 它反抗着消费主义。
- 它反抗着痛苦、抑郁和匮乏。

感恩就像魔法一样，在我们的内在世界和外在世界，
创造出了不可思议的结果。但它不是魔法。

它是科学。

感恩的科学

关于感恩，现在有成百上千项科学研究，并合情合理。感恩是与幸福联系最为紧密的人类特质。越是研究它，科学家、脑科学专家、心理学家和个人成长爱好者就越是为之惊叹。感恩的力量的确不容小觑。

我最钟爱的一项研究 [3]，莫过于加州大学戴维斯分校（University of California，Davis）罗伯特·埃蒙斯（Robert Emmons）博士的日记实验。该实验里，他要求所有参与者每周在日记本里写上几句话。具体写什么话题，取决于他们在哪个小组。共三组。

第一组写他们感恩的事情。

第二组写那些出岔子或让他们感到不悦的事情。

第三组写过去一周所有对他们产生影响的事情，无论是消极的还是积极的。

十周过后，结果出来。不出所料，那些关注感恩的参与者，对自己的生活更乐观、更满足，整体而言感受更积极。不过，让人意外的是，他们的运动量也受到了影响，比平常运动更多。而且相较于另外两组，去医院看病的次数更少。此外，这些效果在实验结束后还持续了很长一段时间。

正如我所言，这只是目前众多感恩研究里的其中一项。我想，你大概不会想要把每一项研究都剖析一遍。你只需知道，它们全都证明了当你通过日记、冥想或仅仅一个念头唤起心中的感恩时，一些非常有意思的变化将会在你的大脑和身体里发生。

下面是其他科学研究已经证实的感恩效用：

- 能量及活力水平的提升
- 情商的提升
- 情绪的振奋（脑内快乐化学物质的分泌）
- 更容易原谅
- 预防或减轻抑郁 / 焦虑
- 人际关系和社交能力的改善
- 更深度、更高质量的睡眠
- 缓解炎症 / 头痛
- 更少的疲劳感
- 更高的生活满意度 [4]

未来的你（基于定期的感恩练习）的一天可能会是这样。经过一晚的深度睡眠，早晨醒来时你感觉精力充沛，充满活力。你已经准备好和你的家人还有同事互动，哪怕这一天才刚开始。因为你的情商得到了提升。你的工作在外人看来或许充满压力，但你却感受不到同事所感受到的紧张和急迫。遇到不满，你也不会立马指责别人。例会时，你的同事问你，为什么你看起来总是那么开心和喜悦。你微笑着，感受着身体里的活力。精神集中，完全准备好应对一天里的挑战。你晚上回到家，你的好心情也会跟着你回家。准备入睡时，你感受到深深的满足感。你想着：这一天，我也有好好活过。

如果某人手里有这样一颗药丸（不仅提供以上所有好处，而且免费，无任何副作用），我们估计会从他手里一把夺过，不是吗？

那为什么我们没有听说过感恩药丸，却时常听人提到抗抑郁药物百忧解？

这个嘛，制药公司的游说团体，数量庞大。感恩的游说团体呢？

数量没有那么大。

感恩不仅有益于大脑，而且有利于你的钱包，它不需要你花一分钱去换得幸福和快乐。所有这些深层次的疗愈和正面感受，都将发生在你的大脑里。纯有机。无麸质。

就算你没有新的盐灯、念珠、瑜伽垫、无盐草饲黄油或《芳香疗法探索你的神圣阴性能量》（*Discover Your Divine Feminine Through Aromatherapy*）这本教科书，它也同样适用。

好吧，或许你会想要给自己买一个漂亮的日记本，供你入睡前记录之用。但也就这些了。感恩练习的投入产出比的确高。

感恩的迷思

就像人们对慈悲有着各种错误见解一样，感恩的周围同样充斥着诸多无益的迷思。让我们来逐一破解。

许多人认为我们只有在生活一帆风顺时，才能表达感恩，才能从感恩中获益。诚然，当我们收到礼物、享受美食、获得报酬或者和朋友胡闹狂欢时，我们更容易流露出感恩之情。

但如果你问我，我会说当生活遭遇不顺、暗夜降临之时，感恩反倒会闪耀出最为璀璨的光辉。感恩本身就能帮我们建立强大的心理韧性，防止我们跌入抑郁的深渊。当我们处于混乱和痛苦之中，有能力停下来，去留意其中的光明和积极面，这样的能力会让你受益终身。

我们总会有那么几天，因为睡眠不佳，第二天醒来发现自己脾气暴躁且易怒。现在你有两个选择：第一，你可以责怪自己睡眠不足；第二，你可以表达感恩。因为不同于世界上至少十亿人[5]，你现在还有一张床和一个家。

我无意贬低和否认你的感受，睡眠不足的确很难受。只是将注意力放在哪里，选择权一直在我们自己手中。随着你开始练习感恩，你会意识到无论事情看上去多么糟糕，总会有一些地方值得我们去感恩。而这会让我们在遭遇风雨和不顺时，安定平和许多。

诚然，今早一位同事对你很无礼。但或许你可以感恩自己有一份收入还不错的工作，而其他同事要礼貌和善许多。

诚然，你上一次约会结束得很糟糕，但或许你可以感恩自己再也不用看到他，而你还可以享受朋友们的陪伴。

因此，我们并非否认不好的地方，而是换个视角来看待它们。这就像沙里淘金。

而你的生命中，总会有比你想象中更多的金子。

在每个寻常的日子里体会感恩，并不需要你取得多么大的胜利或成就——比如，兑换你中奖的彩票，得知你的书入围《纽约时报》(*The New York Times*)畅销书榜单，或是跑完你的第一场马拉松。那些细小而琐碎的事物，同样也能唤起我们的感恩之情。

说来奇怪，你感恩什么其实不那么重要。重要的是，你的感受有多强烈。

想象当你被你的孩子拥抱时，催产素分泌所带来的幸福和感动。

想象当同事递来一杯茶来款待你时，你感受到的单纯的快乐和感激。

想象自己清晨醒来，开始第一个有意识的呼吸，仅仅是还活着，心中便无限感恩。

重要的不是感恩的事物多么宏伟或微小，而在于它们点燃了多少情绪上的感受。

所以练习感恩时，尽量避免像是核对清单一样草草应付，而要调动你的所有感官。去感受每一个瞬间和回忆。它不收钱，而且源自你的真实生命，值得你好好享受。

对于那些从未定期练习过感恩的朋友，不必对自己太过严格。如果你发现自己最开始难以做到，这并不意味着你就不懂感恩。毕竟，这是感恩练习。你练得越多，不知不觉中就会感觉越自然。

另外，正在阅读本书的人当中，或许有些人经历异常坎坷。他们可能会想：我这一生并没有得到过太多值得去感恩的东西。这一点我非常理解。很多时候，人生的确感觉就像是被命运捉弄。坎坷曲折，风雨飘摇。

但正如前文所言，感恩最大的迷思之一便是：人生只有变得完美，才值得你去感恩。

如果你正经历痛苦

请记得：哪怕是最快乐的人，也会从感恩中受益。但那些不快乐的人，那些正在经历痛苦和煎熬的人，才最需要感恩。

而现在，这个人或许是你。

有时，我们的生命里似乎没有什么值得去感恩。或许，你的人生并不总是一帆风顺。

阅读本书的人当中，或许有些正默默忍受着一段虐待性的亲密关系；或许有些正受困于一份环境恶劣的工作，被迫接受着公司对人权的侵犯；或许有些正经受着一场让人不堪重负的病痛。

在这些竭力挣扎的时刻，我承认让你感恩那些带来痛苦的人或事，近乎是一种不太可能而且有失尊重的行为。所以我并不是说，你要否认自己的处境。感恩并不意味着要接受一段不对等的关系，或是忍受"有毒的"工作环境，又或是放弃和癌症的抗争。

相反，如果可以，我非常鼓励你调动内在的力量去做出必要的改变，去让自己摆脱现有的痛苦处境。但与此同时，就生命整体而言，心怀感恩。

无论多么渺茫，希望一直都在。

或许，你会感觉这部分难以下咽。我完全理解。但有一个人，你总能向他／她表达爱与感谢。那就是——

你自己。

而且你必须如此。你值得自己的爱与感谢。这一点不言而喻。

这被称作为自我认可（self-appreciation）——它是六阶段冥想的基石。

当你跌入黑暗的谷底，对生命中最简单的事物的感恩，将成为点亮你生命前路的星光。

感恩，就像一团安静的、毫不张扬的星火。在你最为黑暗失意之时，照耀着你；于你最为得意尽欢之际，与你辉映。我可以就感恩这个主题写整整一本书。但在此刻，我希望本章的内容会让你更加坚信感恩的力量，并愿意开始着手实践。

3×3 感恩法

现在你已经了解了感恩的效用和背后的科学，并破除了相关迷思。接下来我将向你介绍具体的做法。

在六阶段冥想里面，我会带你一步步运用 3×3 感恩法。不过在我们开始之前，了解整个过程会帮助你更好地练习。

它之所以被称为 3×3 感恩法是因为你会聚焦在生命的 3 个方面，以及你在每个方面所感恩的 3 个点。

生命的 3 个方面分别是：生活、工作、自己（即自我认可）。对应每个方面，你需要回想 3 个你所感恩的点。比如：

生活

- 我很感恩每天早晨我都可以在我美丽的伴侣身边醒来。

- 我很感激朋友们昨晚为我举办的满是欢笑和美酒的生日派对。

- 我真心感谢我最爱的咖啡馆每天都为我供应美味的咖啡。

工作

- 我很感恩我的工作以及它如此富有挑战、刺激和乐趣。
- 我很感激我的同事（插入姓名）每次在我踏入办公室时都冲我微笑。
- 我真心感谢公司每个月支付我的薪水，让我得以维持高品质的生活。

自己

- 我很感恩自己特别容易给予爱和接受爱，而且自己值得被爱。
- 我很感激我的身体，而且超级喜欢自己现在的身材。
- 我真心感谢我的独特天赋、我说的语言以及将大脑运用到极致的才能。

这些例子只是抛砖引玉，你可以尽情发挥你的创意。只要它们涵盖这 3 个方面即可。

之所以如此设计，是因为我一直发现许多练习感恩的伙伴倾向于只针对他们生命中做得最好的方面表达感恩。

工作狂会探索自己的职业成就，而忽视自己的个人生活。家庭主义者倾向于关注孩子和伴侣，而忘记了自己的事业。所有这些都会导致感恩的失衡。

在表达感恩上，还有一个大家会犯的错误：没有感谢自己。由于害怕被贴上自恋的标签，我们很少去思索自己为什么如此优秀。就这样，我们只能从外界汲取别人对自己的认可。我们让别人来装满自己的水杯，贪婪地渴求着外界的反馈和夸奖，执着地想要别人来认可我们的成功和优秀，而不是选择自己斟满水杯。所以我会说问题并不是自我认可太多，而是认可太少。

坦白讲，我至今还没遇到过那种特别爱夸自己的人。

相反，我倒认识不少这样的人——他们特别愿意和你讲，自己能力如何不足，自己对世界的贡献如何微薄，或是对自己的身材如何厌恶。

关于身材

"不够好"的感受在身体形象上最为普遍。我们对可怜的身体总有这样那样的不满。

或许你认为自己太胖或太瘦。或许你高于或低于同性别的"正常身高"。或许你没有电视广告里所鼓吹的完美皮肤。或许你身上有疤痕。或许你有明显的健康问题。或许你的牙齿不够亮白或整齐。这里的例子不胜枚举。而你总感觉自己在某些方面不够完美。

但要知道，正在阅读本书的你之所以在这里，完全是出于好运。你是一个幸运精子和卵子的完美结合。你不只是百里挑一。你是五亿里挑一。你本身即是一个奇迹。

所以，请你帮自己一个忙。请开始尊重自己的身体。尊重它原本的样子。我们不要再强迫它去变成社会标准所认为的美的样子。

当然，我们要照顾好身体。让它保持健康。但身体羞耻，绝无必要。

我发现，当人们去向自己表达感谢，去花几分钟回想自己实际上喜欢自己身体和性格的什么地方时，奇妙的事情开始发生。第一，他们自我感觉良好。平和安宁的感受会伴随他们一整天。

第二，他们少了些不安，多了些自信。对于那些批判或攻击自己的人，也有了更多的包容和理解。曾经残缺的心开始变得完整。

第三，他们和自己的关系变得更加牢固和亲密。

第四，他们和别人的关系也变得更加健康。因为他们不再依赖和渴求别人反复的肯定与认同。

每天几秒钟的自我认可还不赖，对吗？

感恩与富足

如果所有这些理由还不够让你开始练习感恩——已经谈到的，自信、幸福、满足、更少地去医院看病、黑暗里的星火……

那其实还有更多。

与感恩密切相关的[6]，还有成就、成功和富足。

为什么？因为就像备受追捧的励志演说家金克拉（"Zig"Ziglar）老先生所言：

你越感恩你所拥有的，你所感恩的就会拥有更多。

有些世界级富豪会将感恩练习作为吸引更多金钱的方式。而它的确管用。华莱士·沃特尔斯（Wallace Wattles）在《失落的致富经典》（*The Science of Getting Rich*）中写道：

心怀感恩的人总会聚焦于最好的。因此，他们倾向于成为最好的。他们会习得最好的品质或方式，从而收获最好的结果和成就。

这不是心灵鸡汤。这是底层逻辑。如果你练习感恩，即使你的银行账户一开始没有什么变化，你也会感觉钱变多了。毕竟，富足是一种心态。就像我们已经看到的，一颗富足的心就像一块吸铁石。它会吸引更多的富足。同类总会找到同类。

尽力去做好感恩这门功课。说不定，它就是你一直在寻找的那扇门。引你走向真正的喜悦、安宁和富足。

感恩与幸福冥想法

第一步：感恩生活

回忆你生活中 3 个让你感恩的人事物。

可以是昨天刚发生的事，也可以是 20 年前的美好。可以是在你身边的爱人，也可以是不在人世的亲人。可以大，也可以小。只要你能感受到心中涌起的感恩之情。无论是什么时候，和什么相关，都没关系。

你可以感恩自己昨晚终于睡了一个好觉。

你可以感恩你的家，它默默地为你遮风挡雨。

你可以感恩冰箱里美味而营养的食物——这是世界上数十亿人都不敢有的奢望。

你也可以回想遇见伴侣的第一天，重温那种怦然心动，并感恩命运让你们相逢。

你还可以回想 20 多岁时和朋友一起走过的背包旅行，或者其他任何让你心花怒放的珍贵回忆。

正如前文所言，尽量避免像是列清单一样，只在心中回想。因为这个练习的目的并非列清单，而是借由这些回忆、这些人或物来唤醒内在的感激和感动。所以请好好感受。这一步相对容易。第二步对很多人而言，可能会有点挑战。

第二步：感恩工作

将注意力转移到事业和工作中让你心怀感恩的人事物。

这一步是刻意而为。因为很多人会忽视工作这个领域以及藏在其中的小确幸。假如你每周五天的时间都用在工作上，那么感恩工作则显得尤为重要。

哪怕你非常厌恶你现在的工作，你依然可以找到让你感恩的地方。我不是说，假如你想要轻生，你也必须留下来，但在此期间，请尽力回想工作中，3个让你感恩的人事物。

或许，你可以感恩每个月出现在你银行账户上的工资，以及它如何支撑着你的生活和你的家庭。

或许，你可以感恩工作中对你格外友善的同事。

或许，你可以感谢工作本身的挑战，以及它如何助力你的学习和成长。

甚至，你可以回想几年前的圣诞节派对。那位前台同事喝醉了酒，吐露了太多事实上并不存在的性生活细节……你因目睹了这一尴尬场景而会心一笑。

留意你的内在感受。在你意识到之前，你对工作的态度和感受会变得更积极和正向。

第三步：感恩自己

对于刚接触个人成长和内在探索的朋友而言，这一步最开始可能会有一点吃力。

就像前文所言，第三步是关于认可和尊重我们从未被教导过要去认可和尊重的——我们自己。

当你开始借由感恩自己来斟满自己的水杯时，呈现给这个世界的将会是更加自信、更加光芒万丈的你。

和前面两步一样，你将会聚焦于自己的 3 个点。

或许，你可以先感恩自己的开放。至少愿意尝试这个练习本身，就足够将你和许多人区分开。

或许，你可以感恩自己的善良。

或许，你可以感恩自己身体上的特质。比如你眼睛的颜色、你有力的双腿（承载着你四处活动）、你极具感染力的真诚的笑容。

或许，你可以感恩自己智力上的特质，比如感恩你的大脑不断扩展着边界，学习着新的语言或技能，并涌现出新的想法和点子。

或许，你可以感恩自己的坚持和动力。比如你从未错过一节瑜伽课。比如你（几乎）总会在截止日期之前完成目标。比如你每天都坚持健康饮食。

或许，你还可以感谢自己尽到了作为父亲的职责，或是感恩自己作为女性在商业环境里走了这么远。

去发掘和细数你身上的闪光点。这一步虽然最不容易，但最重要。当其他一切都变得黯淡无光时，当现实的残酷快要压弯你的脊梁时，请记得，你还有自己可以依靠，你还有自己值得荣耀，你还有自己正在发光。

————————

现在，我们正疗愈着"在……之后我就会幸福"综合征。

现在，我们正反转着"前进差距"。

现在，我们正掌控着自己的心理健康。

花在感恩上的时间，一分钟都不会浪费。而且正如你所见，总有事情值得我们去感恩。当然，这个世界并不完美。想要去改变自己或别人生活的冲动，一直都在。"在……之后我就会幸福"就像来自魔鬼的许诺，总是蛊惑着人心。但我们绝不会相信。

因为我们现在知道，对于心中难以填满的空洞、不曾停歇的渴求、永不满足的欲望，唯一的解药就是感恩。如果你真的想要过上幸福的生活，最聪明的做法就是，在心里种满感恩。此外别无他法。

希腊著名斯多葛学派哲学家爱比克泰德（Epictetus）在几千年前所洒落的言语，如今读起来，依然闪烁着智慧的光芒：

真正的智者，不会因自己不曾拥有什么而惆怅，而会因自己此刻正拥有什么而雀跃。

————

在你继续阅读之前，请打开六阶段冥想的音频，带领者将带你进行阶段二的冥想，时长不超过 5 分钟，它将帮你巩固整个阶段二的学习。随着学习的深入，我们将叠加此前的练习。所以在音频中，请从阶段一开始，接着阶段二。如此叠加将会强化此前的练习，达到冥想效果的最大化。

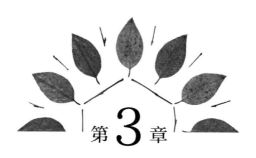

第3章

阶段三

从原谅走向平和

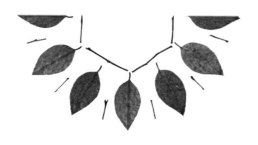

当我迈向通往自由的大门，我知道如果我没有将敌意和怨恨抛诸脑后，我实际上依然身陷囹圄。

——纳尔逊·曼德拉

请允许我介绍"三恨"：怨恨、仇恨和悔恨。

人生在世，我们都会经历这三恨，或早或晚。

这三种情绪，相比于其他情绪最为阴险狡猾。它们暗中作恶，日复一日，年复一年。它们侵蚀着你的生命力，吞噬着你的精气神。

为何？它们都源于过去发生的事情。就像《狮子王》（*The Lion King*）中备受喜爱的老狒狒长老所言：

是啊，过去的确会痛！

就在拉飞奇（Rafiki）用他的拐杖不停地敲打辛巴的头时，辛巴突然醒悟到，痛苦不会因为伤害发生在过去而消失，除非我们从中汲取教训，将它放下，否则那三恨将会一直存在。生命的敲打将会不断落下，让人愈发难以承受。

此时，便是原谅出场的时候。

原谅：过往痛苦的终极解药

关于原谅，一个广为流传的定义如下：

原谅，是面对曾经伤害你的人时，你决定不再复仇或心怀敌意。

我同意。不过，我认为原谅的内涵不止于此。在我看来，原谅更少地关乎于他人，而更多地关乎于自己。关乎于让自己从负面的泥沼中走出，重获心灵的自由。当怨恨、仇恨和悔恨荼毒内心时，我相信原谅是被低估的解药。因为过去无法改变，但可以改变的，是我们看待它们的方式。

借由原谅，内心灼烧的愤怒和不满得以冷却，宁静和满足得以升起。

借由原谅，残缺的心得以完整，曾经破碎的关系也得以疗愈。

借由原谅，旧账可以翻过，新的篇章也可以书写。后文将详述。

而且就原谅对身体的影响而言，目前科学界有了许多出乎意料的发现。

原谅的奇妙功效

一项由美洲、亚洲和欧洲各大学联合开展的研究[1]发现："经历原谅感受的人，要比不原谅的人，在感知层面上认为山没有那么陡峭，且在虚拟的体能测试中跳得更高。"

这些发现表明，原谅的确能减轻身体的负担，并给健康、表现和体能带来积极影响。

原谅的功效不只停留在使情绪上的感受更轻松……它还让我们在登山或投篮时感觉身体更轻巧。

看来，这对栖居山中的夏尔巴人和 NBA 篮球运动员而言是个好消息。

我没有开玩笑。有一次，我在讲座中分享了这项原谅研究，真的就有一位奥运会篮球运动员联系上我。他想知道如何深入练习原谅，从而帮助他在投篮时达到最佳状态。

原谅还有另一项意想不到的神奇功能。患有心血管疾病的人，看好了，原谅已被证实[2]会对心率健康和血压改善起到支持性作用。这莫不美妙？物理意义上的心和象征意义上的心都因原谅而被疗愈——可谓是一石二鸟。

而且当你练习原谅时，你的心理健康更不容易受到损害，流经你的消极能量更不容易扩散给其他人。也就是说，当你决定原谅和放下时，传递痛苦的轮回终止于你。

这莫不是英雄之举？

谁会想到这些好处全都来自简短的原谅冥想练习。

顺带提一句，对于这些极具突破性的原谅研究，我也是初学者。原谅任何伤害过我的人，从来不是我的强项。绝对不是。我实际上是意外之间，才发现原谅的好处。

而现在，故事开始变得有点玄乎。

复制修行者大脑脑波的生物黑客实验

这一切开始于我把自己绑在加拿大不列颠哥伦比亚的小黑屋里，将 12 个电极贴在我头上，期望着自己能在压力下进入禅定之境。

那是 2016 年，我当时正身处于我所去过的最神奇的机构之一，即将亲身体验原谅所能带给我们的身心上的好处。

更重要的，还有层面的影响。

但我敢向你保证，所有这些都不在我的预料之内。

我原本报名了 5 天的大脑训练项目，名为"禅宗 40 年"，由詹姆斯·哈尔特（James Hardt）博士及知名生物黑客戴夫·阿斯普雷（Dave Asprey）合办。我的期望是借由冥想来重塑大脑，从而"开发我的无限潜能"。我并不完全理解这句话是什么意思。不过，这倒成了吸引我的一个点。未知的事物，总会让我难以自拔。

我花了 1.5 万美元才进入候选名单。1.5 万美元可不是开玩笑。更不用说，与我同行的伙伴全是各行各业的成功人士，都期盼着进入极乐之境。不过谁也没想到真正让我们接近禅定的，是原谅。

早在我到来之前[3]，这家机构的科学家就一直在潜心研究那些有 20～40 年深度冥想经验的修行者的脑波。

分析数据时，他们注意到这些修行者的大脑在某些方面和普通人非常不同。具体而言，有两大不同。其一，他们的 α 脑波（当你放松时大脑所释放的脑波）振幅格外大。其二，他们的脑波具有"左右脑相干性"（逻辑分析脑和直觉创意脑的脑波具有显著对称性）。这两点不仅体现在他们的冥想过程中，还体现在日常的清醒状态下。

整个团队对此尤为激动，并向我们解释诱发 α 脑波的冥想过程可以优化大脑的运作，让我们更容易进入心流，提升智力（IQ），甚至是增强创造力。

不过更让人激动的是，他们通知了新一批的实验"小白鼠"——而我位列其中——说他们正在研究将修行者的禅定状态复制到一般人的大脑上。他们想要在普通人的大脑里创造出永久的模式改变，从而接近那些有 20 ~ 40 年冥想经验的修行者的大脑状态。

正是这点让我的耳朵都竖了起来。

我后来很快意识到这些内容并非子虚乌有，它们确实存在。鉴于我固有的怀疑精神，我对空穴来风的信息的忍耐力一向很低。告诉我科学依据，否则一切免谈。而在这里，我得到的全是实验、分析和结果。

一共 5 天。每一天我都会在一个小房间里练习 5 个小时的冥想，同时我的大脑连接着仪器。结束后，会有专门的神经科学家和我一起分析我的脑波状态和变化。

我原以为自己早已掌握了冥想的精髓，并知道如何把它们发挥出最大效用。

但是我错了。

尽管我的脑波状态颇为接近禅定，但和萨莉（Sally）

的相去甚远。

正是萨莉让原谅的面纱得以揭开，正是萨莉让阶段三得以诞生。

毫无疑问，萨莉经历了该机构所见过的最大的脑波转变。她的故事堪称传奇。萨莉刚到这里时，既焦虑又绝望。但在 5 天过后，她的脑波展现出了惊人的改变和提升，科学家们都目瞪口呆。

她究竟做了什么，才得到如此惊艳的成果？

那时，该机构的研究还处于早期阶段。研究员还不完全确定什么样的冥想方式和过程会让人通往极乐状态。当时的研究过程堪称一场最为安静的自由赛。人们在生物反馈室里可以采用任何方式。放松，深呼吸，回想快乐的事情，想象大海，无论什么都行。

萨莉正是其中一员。而她所取得的进展和成果，无出其右。

研究人员询问她所用的技巧，她反问道："你们真想知道？"

他们的确想知道。这群科学家齐齐点头，看着萨莉深吸一口气，然后脱口而出：

我当时正在原谅我那浑蛋前夫。

萨莉进而解释，整个大脑训练项目中，她都在努力原谅她的前夫。到现在我们都不知道她的前夫究竟做了什么。但无论她在实验室冥想时原谅了她前夫什么，这都给萨莉的大脑带来了神奇的变化。

原谅是诱发 α 脑波的终极武器？有趣。在研究来自各行各业数以万计的人之后，这家机构的科学家宣称有一个办法可以达到这些理想的大脑状态。那就是，原谅练习。若想让一个人的脑波状态最接近于那些修习冥想几十年的修行者，秘诀就在于原谅。

不过到这里，事情开始变得有点匪夷所思。

项目第 4 天，我在机构附近和其他参与者一同在落脚的酒店里享用早餐。突然间，马特（Matt，化名）从楼梯上冲了下来，直直地盯着手机。

马特之所以加入这个项目，是因为他正经历一段异常困难的时光。具体细节，在那个早晨之前，他选择闭口不言。而现在，马特的神情就像见了鬼，既困惑又不安。

"马特，怎么了？"我问。

马特回道："我……我哥刚发消息给我。"

"怎么了？是出什么事了吗？"

"不是……只是我和我哥已经两年没有联系了。"

马特进而解释道，刚刚发生了一件让人费解的事。事情是这样的，过去 3 天，他一直在试图原谅他哥哥。马特的哥哥在他小时候给他造成了极大的伤害。

20 多岁时，为了逃避过去的痛苦，马特对可卡因严重上瘾，并沉溺于性爱。不健康的关系正在摧毁马特的人生，而他感觉自己无法建立有意义的关系。但这并非那种老掉牙的成名故事。马特也并没有过着"今朝有酒今朝醉"的摇滚生活。

马特发现自己正走在自我毁灭的路上。而这一切源于小时候，他哥哥曾经性侵过他。

不用说，马特对他哥哥极度厌恶。

马特来到这个机构，在了解到原谅对于个人疗愈的影响后，决定尝试原谅他。而就在这时，项目第 4 天，一件颇不寻常的事情发生了。马特的哥哥不知为何，给马特发了一条视频。他哥哥在视频里诚恳地道歉，并寻求马特的原谅。

马特的哥哥绝对不知道马特在这里。

他的故事让我们所有人都大跌眼镜。

但……我们可以原谅任何事、任何人吗

我知道你在想什么。所有这些都很好，但要是有人做了非常糟糕的事呢？

要是我完全无法原谅呢？

归根结底，你是为了自己而原谅，而不是为了他们。怀恨在心，是对你自己权益的剥夺和侵犯。因为你值得原谅的所有好处，你值得毫无怨恨地活着。

原谅的第一原则是：我们绝对可以原谅任何事、任何人。

当你下次感觉自己难以原谅他人时，请想一想我的朋友马特。如果马特可以原谅童年时性侵他的哥哥，我相信你也可以原谅任何伤害过你的人。如果纳尔逊·曼德拉能够邀请他的狱卒（曾将含冤的他因禁 27 年之久）共进晚餐，我相信你也能原谅任何冤枉过你的人。

原谅让你自由。但正如你所见，它还会带来不可思议的影响和机会，让你以更好的状态去活出更好的人生。

原谅如何让你自由：本田健的故事

在日本，有一个不可思议的人，叫作本田健。作为日

本人的骄傲，他被亲切地称为"快乐熊猫"。如此称呼，是有原因的。

这位"智者富翁"（他的别名）的确是我见过的最成功、最和善、最快乐的人之一。你猜怎么着？他将自己的成功大部分归功于练习原谅。

他在《钱商》（*Money EQ*）课上和我们分享了一些相当私人的事情。

小时候，本田健不敢待在父亲身边。他的父亲是一名在生意上苦苦挣扎且异常严格的日本商人。生活的重压和摧残让这位父亲变得愈发冷酷，且时常将压力发泄在儿子身上。但父亲从来不告诉本田健，他正面临着怎样的问题和困境。就像那时大部分的日本男人，父亲的脸庞总是那么冷峻。

直到一天夜里，本田健不小心走进厨房，看到父亲正在啜泣。

父亲的脸涨得通红，双手掩面，豆大的泪珠从他粗粝的双手坠落。本田健目睹了自己从未见过的一幕。

他不知道男人是会哭的。

"我的父亲……在哭？"

不用说，本田健惊讶到说不出话来。是什么，让这位如磐石般坚毅的父亲哭得像个孩子？

能让鬼也推磨的——钱。

那只是暴风雨的开始。家里经济困难，让本田健在幼小的年纪便对金钱十分敏感。

金钱一定是坏人。

金钱就等于压力。

钱永远不够多。

钱让我爸哭泣。

这些是本田健所形成的金钱观。很经典。

成长过程中受父母的影响，我们会形成许多限制性思维，而它们随时间的推移会很快固化为思维阻碍（block）。金钱上的思维阻碍可谓是最为普遍的，且不幸的是，它们的影响通常最大。什么样的影响？举个例子，如果你不相信自己会赚到钱，金钱便不会流向你。这给后来的本田健带来了各种各样的问题，而这一切都归结于他的父亲。

他的父亲不仅在情感上抛弃了他（在他的成长过程中几乎不曾展现过爱意），还在他的金钱观上撂下了巨大的思维阻碍。谢谢你，父亲。

尽管如此，故事最后是以幸福收尾。从本田健现在的履历来看，不用说，他已经找到了超越所有这些阻碍的方式。如何超越？他如下描述。

对我而言，最重要的是原谅我父亲。经过几次尝试后，我终于原谅了他。而在原谅的过程中，我们建立了如此深厚的联结，我甚至仿佛听到了他说："我很抱歉，对于这一切。"这是我没有预料到的。

本田健原谅了他的父亲在他小时候如此对待他。而事实上，本田健的父亲在自己小时候也曾被如此对待过。

早在我之前，他也曾被他的父亲以同样的方式伤害过。所以现在我们更能理解彼此，同理彼此。现在我们的关系就像兄弟一样紧密。

是啊，被伤害过的人，更容易伤害别人。而这份理解让本田健得以和父亲建立联结，更快地走向原谅。不过，这还不是故事的全部。本田健不仅疗愈了自己的金钱创伤，而且还借由对父亲的理解和同理，开启了通向成功的大门。他这样跟我说：

我过去在听比我年长的人说话上存在诸多障碍，因为我不信任他们，就像我不信任我父亲。但在疗愈完和父亲的所有创伤后，我能够和他们建立更亲密的关系。这便是为什么我后来成了许多金钱导师的优秀弟子，包括竹田和平（Wahei Takeda）。

正是在誉有"日本巴菲特"之称的竹田和平老先生的辅导下，本田健成了日本排名第 1 的畅销书作家，高产 50 多本书。平均每 20 个日本人就有 1 个读过他的书。其他作家只能望其项背。而正是本田健的原谅练习，让他得以帮助数百万人同样去疗愈金钱创伤。

"我派给你的，全是天使"

尼尔·唐纳德·沃尔什（Neale Donald Walsch）的粉丝会知道，他同样是原谅练习的极力倡导者。尼尔老先生最出名的是《与神对话》（*Conversations with God*）系列书籍，共售出超过 1500 万本。尽管这个系列很有名，但在我心中占据特殊位置的是尼尔另一本鲜为人知的作品，一本关于原谅的儿童作品。

对了，如果你和我一样家里有小孩，想要教他们练习原谅并健康地处理所有与之相关的情绪，那么你一定不能错过这本书。它叫作《小灵魂与太阳》(*The Little Soul and the Sun*)。这本书里 [4]，尼尔分享了一则非常有意思的观点。简单说，宇宙或精神会在对的时间让你经历对的事，而这些事正是你所需要的（而非你想要的）。

假如某人背叛了你，尽管在你看来他们是魔鬼的化身，但实际上他们的出现是来帮你学习某些重要的功课，并提供给你自我探索的机会的。正如书里上天对小灵魂说："我派给你的，全是天使。"

这并不是说，你要和伤害你的人成为好朋友。这是对原谅的常见误解。而这个误解让许多人对原谅望而却步。原谅并不意味着你要和你的前任复合，或是撤销对犯罪嫌疑人的指控。原谅不是赦免。它不意味着别人所犯下的滔天罪行就是合法的。绝对不是。别人犯下的罪，交给司法系统去处理。

简单讲，你可以原谅偷东西的扒手，但你依然会把他移交给警察局，避免他再次行窃。

即便未能移交给司法系统，至少你也可以相信：善有善报，恶有恶报；不是不报，时辰未到。

开玩笑。

（不是。）

严肃讲，原谅从来都无关乎他人。它是我们自己内在的疗愈之旅。它关乎的是你自己以及你的福祉，不是他人的福祉。

你是为了你自己而原谅，不是为了他们。

借由放下和原谅，你实际上是在清理你自己的内在毒素（还记得开头的"三恨"吗？怨恨、仇恨和悔恨）并做出智慧的选择。剩下的就交给老天去处理。

而且尼尔强调，随着你越来越精通原谅，你会发现需要去原谅的事情将会越来越少。

"大师无须原谅，"他告诉我，"他们有的只是理解。"

尼尔向我解释，当你达到一定境界，原谅的动作将变得自然而自发。到那时，你只是单纯理解别人的视角和认知（无论多么局限），而不会再被他们的错误决定或行为所困扰。

而这，正是修炼强大内心的关键。

原谅：通往强大内心的秘诀

面对攻击和责难时的风轻云淡、从容淡定，是原谅带给你的另一个礼物。

"禅宗 40 年"项目结束后，同项目的参与者因为关系变得如此紧密，所以继续在线上保持联络。

我还记得，我在去机场的路上看到马特在群里分享了一张图片。

图片上写着一段话。

强大内心

定义：当你与自己真正平和、自在地相处时，别人的一言一行将不会让你心生困扰。所有的负面能量都不过是过眼云烟。

马特附言："我觉得所有这些原谅练习，让我们有了强大的内心！"

我笑了笑，表示完全同意。

内心强大的人，并非天生如此。他们踏过了多少磨难，经受了多少坎坷、多少风雨、多少血泪，才被打磨成如今的深深懂得和深深原谅。

这是原谅送给你的临别赠礼，连同生命的智慧与功课。不过，当我们提到原谅时，我们所原谅的，不只是用恶言或恶行来赠予我们生命礼物的作恶之人。原谅的，还有你自己。自我原谅，是另一门必修的功课。

我们要原谅自己吗

自我原谅甚至更加硬核。

许多人心里背负着不为人知的悔恨和对自我的厌恶，就像不经意间揣进口袋的石子。时过境迁，这些石子——悔恨和厌恶——将对我们的自尊造成极大的影响。

听着，做错了事，学到该学的，改掉该改的，并承诺下不再犯，你就值得自己的原谅。就这么简单。

你可以将它放下。我们都做过坏事，这不等于我们就是坏人。我们的错误并不能定义我们是谁。我们的丑陋之举，并不意味着我们就是丑陋之人。请记住：已经改变的行为，是对自己和他人最好的道歉。

当你阅读下面的原谅冥想法时，要知道，它同样可以帮助你原谅自己。

随着你练习原谅愈发熟练，你可以将悔恨的石子从口袋里迅速清理出去，或是将怨恨的巨石从你的行囊从容卸下。无论是轻轻撇开昨晚用餐时服务生甩给你的坏脾气，还是深深拥抱曾经背叛过别人的自己，抑或淡淡抖落心中对所爱之人的点滴不满，原谅会在你生命的每个角落开出温柔的花朵。

再次提醒，你不是在宽恕别人的罪行，也不是为了别人而原谅。你选择原谅，是为了你自己。

话不多说，接下来是我为六阶段所设计的原谅冥想。最初灵感来自詹姆斯·哈尔特博士。内容打磨来源于戴夫·阿斯普雷的"禅宗 40 年"团队。

请记得，对自己温柔一点，慢一点，让原谅的肌肉自然生长。

原谅冥想法

第一步：确定对象

选择你想要原谅的人或事。

如果你是第一次做，请选择相对容易原谅的事。原谅就像肌肉，在你举起重物之前，你需要先增强它的力量。我通常会选择我爱的人，比如伴侣或孩子，然后原谅他们在日常生活中带给我的点滴不悦。由此，多次练习后，我再挑战难度更大、影响更深的事，甚至是困扰多年的创伤性事件。不过，现在先放一放。

请记得，你也可以选择原谅年轻时候的自己。原谅自己曾经做过的一些事情。这和原谅他人具有同样甚至更高的变革性。

第二步：创造空间

在你的脑海中想象一个舒适放松的场景，作为练习原谅的空间。

你可以选一个真实地点，比如你的花园或客厅，也可以想象一个地方——比如哥斯达黎加的热带沙滩。它甚至也可以是你想象中的天堂，或是某个神圣的场所。想象那个人出现在这个空间里，站在你的面前。你知道，在这里你是被保护的。在这个被想象出来的安全空间里，没有什么能伤害到你。这一切都仅仅发生在你的脑海里。

第三步：宣读罪状

想象你所原谅的人或事出现或发生在这个安全的空间。接下来，你将大声宣读他们的罪状。就像法官一样。

比如，你可以说："（插入姓名），你所犯下的（插入罪行）给我造成了巨大的痛苦和损失。"

让这个过程尽量显得正式、专业而客观，并涵盖具体细节。让自己表现得就像法庭上的专业律师。将他们的罪

状一一列举。包括为什么判定他们有罪。全部说出。一字
不落。

下面是我在原谅我的中学校长时，在脑海中宣读的罪
状。他曾经不公正地体罚过我。

那天我忘了带体育课用的运动短裤。而你想要滥用你
的权力，所以你就选中了我作为虐待对象。我才 14 岁。我
还只是个孩子。我唯一的错，只是忘了把运动短裤放进书
包里，而你却强迫我顶着大太阳在篮球场上站了 3 个小时。
我的班主任求你不要这样。我在班上是好学生，而且成绩
优异。我在太阳底下晒得直冒汗，几乎就要晕倒。自那以
后，你失去了我对你的尊重，学校也是。罪罚应该相当。
你不能这样体罚一个孩子。

第四步：感受愤怒和痛苦

陈述完罪状，花点时间去充分感受这个人带给你的愤
怒、怨恨、痛苦或悲伤。

也允许自己以任何方式去表达——大喊、大叫、咒骂、
哭泣——目的是让所有的情绪都得以宣泄。（不必担心，这
只会暂时加剧痛苦的感受。你可以把它想象成握紧的拳头。

先用力紧握，再彻底松开。）你可以定时两分钟，如果这样让你感觉安全一些。结束后，深呼吸。呼气时，将这一切都排出体外。

这样做的目的是将深埋于心的情绪全部释放，然后加以疗愈。

第五步：收获学习和成长

鲁米说："伤口是光照进来的地方。"意思是，每段看似负面的经历，其实都藏着尚待发掘的价值，等待着光芒的照耀。所以这段经历的价值是什么？你从中学到了什么？

比如："这段痛苦的经历让我学会建立健康的边界，并打破讨好别人的行为模式。"或者："我发现自己远比想象中要更坚韧、更强大。"

当痛苦里的价值被看见、被摘取时，我们受过的伤、留下的疤就有了意义。这一步能让我们以新的视角来看待曾经的伤痛。它们的出现是为了让我们成为更好的人。这一步，让痛苦寻得了意义，让怨恨消融成理解，让我们更好地轻装上阵。我的朋友迈克尔·贝克威思（Michael Beckwith）称其为"见性"（kensho）时刻，即"从痛苦中成长"。

第六步：考虑对方的过去

只有被伤害过的人，才会去伤害别人。想想对方之前经历过怎样的痛苦？之前发生过什么，才会让他对你做出伤害之举？

比如，以我为例："（插入姓名）之所以这样伤害我，是因为他曾经历过校园霸凌，从小就缺乏自尊心。他也曾被深深伤害过。"

让你的想法尽情流动。很少有人生来邪恶。考虑他们的过去，将帮助你拼凑起所有的信息，并从逻辑上理解所发生的一切。

如果这部分不太容易，或许，在脑海中想象他们年幼时的样子会有帮助。想象年幼时的他们，站在你的面前：究竟是什么"毁"了这个孩子，让未来的他觉得这样做没问题？

当我考虑之前体罚我的中学校长的过去时，我想起来他曾经是举重运动员。或许，他的举重教练也曾体罚过他。或许，他觉得这样做可以让我变得更强壮。当我想象他年轻时的样子，想象他的举重教练曾怎样对待他，我开始去理解他的这份严苛究竟从何而来。

第七步：想象对方的视角

这一步，你需要想象自己拥有读心术，能够"精神出窍"，进入对方身体里，从他们的视角看待所发生的一切。

他们在这样对你时，内心的心理活动或许是怎样的？他们有着怎样的情绪感受？他们有想过自己的行为可能会带给你痛苦吗？他们如何看待那时的你？

同样地，将他们想象成小孩子会大有帮助。他们曾经目睹或经历过什么，才使得他们如此对你？才使得他们成长为并不完美的大人？

你不必支持或赞同他们的恶劣行为，完全不必。你只需要尽可能地从他们的视角看待这一切。这时，你会更具同理心。内在的隔阂将消失不见。我们都是人。我们都是不完美的人。但我们彼此相连。

第八步：从原谅走向爱

我知道这一步似乎有点俗套，但这是刻意而为之。当我问"禅宗 40 年"项目的科学家如何知道我们真正做到了原谅，他们回道："这很难讲，但最好的标准或许是一个拥抱。如果你在冥想时想象那个人在你的面前，而你对'拥抱他'这个想法并不排斥，那么你很可能已经从原谅走向了爱。"

所以问问自己，你是否可以在你的安全空间里，带着爱去原谅这个人。直到你愿意给他一个拥抱。如果你心有排斥，同样地，把他想象成小孩子。一个懵懂无知的小孩子。在这个空间里，你是绝对安全的，所以请放心拥抱。此时，你会感觉轻松和轻盈许多。

现在你已经疗愈了自己，而非他们。你已经清理了口袋里的石子，或行囊里的巨石。如果我们此刻测量你的脑波，应该会看到 α 脑波振幅和左右脑相干性的显著提升。

————

如果你需要疗愈的事情过于痛苦，接下来几周，这个人或许会反复出现在你的阶段三练习中。不过请放心，你最终会原谅他们。你种下什么，就会收获什么。只要你的发心是干净的，是真心想要原谅他们，那么你就一定可以做到。相信我。

我不是说，这个过程会很简单。原谅本来就不简单。

我会说，这是六阶段冥想中最具挑战的部分。它需要不少的心力和愿力。而大部分人甚至都懒得去尝试。不过现在，你知道它为什么值得一试。去挣脱痛苦的枷锁，去解下过去的桎梏，去成为更好、更强大的自己吧。

正如鲁米所言："若不经风雨洗礼，又何以温润如玉。"

所以，去让自己经受风雨的洗礼，让你周围那些并不完美且容易犯错的人类同胞们，将你打磨，为你抛光。

因为那时，只有那时，你才能带着光芒，踏入世界。

————

在你继续阅读之前，请打开六阶段冥想音频。带领者将带你进行阶段三的冥想，时长不超过五分钟。它将帮你巩固整个阶段三的学习。

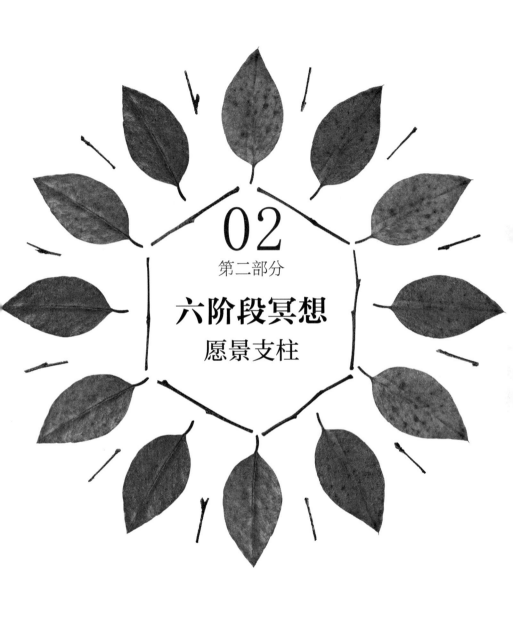

02

第二部分

六阶段冥想

愿景支柱

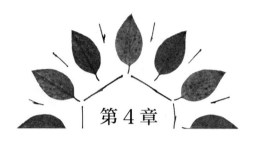

第 4 章

阶段四

未来梦想

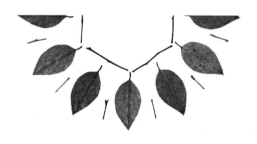

我们能决定的，是我们接下来怎么办。
——甘道夫,《指环王》(*The Lord of the Rings*)

我有一个梦想。

当然，它谈不上马丁·路德·金级别的梦想，但对我而言已经很了不起。

我，维申·拉克雅礼，要代表祖国马来西亚，出征世界跆拳道锦标赛。

那是 1993 年，我 17 岁。那时我痴迷于武术，而我的终极偶像是李小龙和恰好主演了《搏击之王》(*Kickboxer*) 的尚格·云顿 (Jean-Claude Van Damme)。我在学校属于那种经常受人欺负的孩子，连正常社交也存在困难。于是我的父亲就像任何一位好爸爸一样，决定让我学跆拳道 (韩国版空手道)。这样我就可以防身。

鉴于跆拳道让我有了新的自信，我很快就对它非常入迷。我每天都会在院子里练习。光着脚，踢家里的木瓜树。就像尚格·云顿在《搏击之王》里的标志性角色一样。当然，家里的木瓜树从未被我踢倒过，而我通常在刚感觉到一点刺痛时就放弃了。不过，我的热情无可争辩。

一天下午，我的武术老师告诉了我迄今为止最令人兴奋的消息：重量级的美国跆拳道公开赛将于1993年下半年在科罗拉多州举行，而我有机会为国出征。

我要先在一场选拔性的踢木板比赛中打败班上所有同学。通过后，我将在全国赛中与其他顶尖选手同台竞技。如果我两场比赛均能晋级，那么我则有机会出征美国跆拳道公开赛。

要知道，我从未去过美国。说它是我的梦寐以求之地，也绝不为过。美利坚合众国，让我心驰神往之地。那时，我经常幻想那片土地上的生活：好莱坞明星、音乐电视、可口可乐、汉堡……

更让我垂涎的是，老师许诺说，他会奖励决赛选手迪士尼乐园一日游！

那就说定了。我一定要进决赛。这很快就成了17岁时的我，最大的执念。

　　就在我的朋友还为女孩子和电子游戏而牵肠挂肚时，我已经走上了创造性想象的精进之路。那时，我痴迷于借由创造性想象来创造外在现实。

　　我对冥想和创造性想象的痴迷，源于我在父亲书架上翻到的名为《西瓦自控法》(*The Silva Mind Control Method*)的书。作者是荷西·西瓦。我之前提到过这位老先生，他开发了一套强有力的大脑训练法，帮助人们在进行创造性想象之前更好地进入放松状态。

　　西瓦自控法是美国最早、也最受欢迎的个人成长工具之一。它在 20 世纪 80 年代的影响力相当于当时的托尼·罗宾斯（Tony Robbins）或是如今的 Mindvalley。

　　在掌握西瓦自控法的基本知识后，我便开始着手练习。某种程度上，我成了创造性想象的少年行家。比赛开始前大概十个月，我每天都会冥想。一天三次。我会想象自己的梦想已经成真。我把那些场景全都想象了一遍。我看见自己落地美国，呼吸着满是积极和乐观的空气。我看见自己穿着威风的跆拳道服，身后刻着"马来西亚"四个大字，神气地走入场馆。我还看见自己昂首阔步地迈入赛场，去迎接我的对手。镁光灯在周围闪烁，喝彩声也不绝于耳。

选拔日终于来临。是时候真正踢翻第一阶段了：踢木板比赛。这个阶段，你会面对 3 位手持木板的黑带选手。规则很简单：在最短时间内，一脚踢断他们手中 2 英寸[⊖]厚的木板。

和我一争高下的，是我的同学和朋友。但这一天，他们不再是我的朋友。这一天，我绝不脚下留情。为了迪士尼。

我听到哨声响起。

我深吸一口气。我明白我只有几秒钟去踢断每一块木板，而我已经做好了准备。只见我优雅地、慢动作似的提起右脚，并模仿功夫高手，发出一声高亢的"嘿呀"。

嘭。

嘭。

嘭。

一套踢完。我像忍者一样迅速放下右脚。木板依旧完好。但我心中并不慌。我确定它会碎。就像武士道电影里的经典画面，武士将敌人一刀劈下，几秒后才慢慢分为两半。

一旦木板分为两半，掉落在地，我将迎接热烈的掌声。

⊖ 1 英寸 =2.54 厘米。

十秒过后，木板依旧完好。

哨声再次响起。

我被淘汰出局。

那三块木板毫发无伤。看着我的右脚像死老鼠一样挂在我抽搐的右腿上，我灰溜溜地从训练场离开。

我就这样被淘汰了。甚至连选拔赛都没过。

心中羞愧难当，我甚至都想着不去全国赛支持我那些成功晋级的朋友。

更糟糕的是——我对创造性想象的信任一去不返。它在我最渴望的目标上辜负了我。不过，这还不是故事的结尾。我即将学到的，是关于创造性想象的第一课。

第一课：放下对"过程"的执着，聚焦于"终点"和"初心"

我原以为，让我成功进入决赛的会是某个具体的"过程"——从选拔赛中成功晋级，接着晋级下一场；诸如此类。但谁能料到，我会从一开始就落选。

那时的我还不知道，只要我聚焦于"终点"（晋级美国跆拳道公开赛）和"初心"（这是我的热情），至于"过程"

（如何抵达终点），它会自然发生。结果这个"过程"是谁也没有想到的好运。

在经历了 17 岁最难过、最惆怅、最气愤的一周后，我终于接受了自己的命运。是时候去做一名好队友了，我来到马来西亚全国赛现场，看其他顶尖选手为美国公开赛的席位一决高下。谢天谢地，我去了。

那时我独自坐在场边，戴着卫衣帽，支持我的队友丹尼尔（Daniel）。他刚结束一场精彩的比赛。毫无疑问晋级的名单上会有他。他的体型和体重与我相仿，而他成功晋级。不过让我意外的是，比赛结束后，他跟跟跄跄地走向我。

"维申，我想我伤到我的脚了。"

啊？什么？

"下一场是踢木板，但我的脚好像骨裂了。如果我继续比，我可能会伤得更厉害。"

我安静地点了点头。

"你可以代替我吗？"

等等？什么？

"只是代替我踢木板，维申，你带跆拳道服了吗？"

有趣的是，我带了。那天早晨，我和以往一样把它塞进了我的书包。那时我看了太多的超人动画，认为自己有一天也会穿着挺括的白色跆拳道服，去抓坏人或拯救生命。我一直幻想这样的场景：我走在大街上，看见一个坏蛋抢走了老奶奶的钱包。说时迟那时快，我立马跳进附近的电话亭，以迅雷不及掩耳之势换好跆拳道服，再跳出来，准备好好修理那个坏蛋，帮老奶奶夺回钱包。千真万确。

所以不管怎样，我的跆拳道服可是时刻准备着。

在我意识到之前，我已经穿戴整齐。准备代表我们班，征战马来西亚跆拳道锦标赛。尽管已被淘汰的我本不该在那儿，而再一次，我的面前是三块木板。

在我眼里，它们似乎在嘲笑我："哈哈哈哈哈哈！"它们用那恼人的木头脸，猖狂地笑着："你以为你可以踢断我们，是吗？"

但不管怎样，宇宙似乎给了我第二次机会，我决定"放脚一搏"。

哨声响起。深呼吸。一声高亢的"嘿呀"。

嘣。

嘣。

嘣。

这次，我听到了掌声。

我转过身，检查自己的成果。

木板一：断。

木板二：断。

木板三：完好。

一秒后，我听到了一声缓慢而清脆的咔嚓声。木板三：断！

52秒，我打破了全场记录。更让我欣喜的是，我和丹尼尔一起站在了冠军台上。

我们双双晋级1993年美国跆拳道公开赛。

创造性想象的拥护者会说，创造性想象通常会带来意想不到的"巧合"和共时性，在你山穷水尽之时为你创造柳暗花明。尽管我最开始落选，但最后还是得到了自己所想象的结果——踢断木板，成功晋级美国公开赛。只是这个过程并未按照我设想的方式发展。它最后是自然而然地发生了。

一扇新的通向"终点"（征战美国公开赛）的门为我而开。

我开始意识到：我没有必要执着于实现目标的"过程"。

后来我来到了美国公开赛，准备殊死一搏。

而在这里，我学到了创造性想象的第二课。

第二课：你想要什么，要非常清楚

科罗拉多斯普林斯市，美国跆拳道公开赛。现在是时候对战真人，而非在练习赛中欺负毫无还手之力的木板了。我的梦想也即将成真。就是现在。

我昂首阔步地迈入赛场。可当我看到我的对手时，心立刻凉了半截。

和我对战的是格伦·雷巴克（Glenn Rybak）——荷兰全国总冠军。

太"棒"了。我心中一阵苦涩。

如果你了解荷兰人，你会知道他们是世界上最高的一群人。而如果你了解跆拳道，你就知道这是一门以脚法为主的功夫。所以当你的双腿长如长颈鹿时，你便拥有了与生俱来的优势。

而我在那儿，和格伦·雷巴克"面对面"，或者应该说"面对胸"。肾上腺素在我的体内飙升。就在我准备殊死一搏时，我听到了裁判的哨声。

"这位选手，你不能戴眼镜入场！"裁判喊道，并把我领出了场。

我忘了说，那时我戴眼镜。而且请相信我，我并不是为了装酷。我是真的需要它们。我近视 700 多度。如果我不戴眼镜，那几乎是完了。

"我知道，裁判，但这是运动眼镜……不会被踢碎……"我央求道。

"不可以，孩子。这或许在马来西亚没问题，但在这里不可以。在美国，任何人都能因为任何事而起诉任何人。要是你的眼镜碎了，把你弄瞎了。你要因此起诉我们，我们得赔上好几百万美元。这个险，我们不能冒。"

我懵在了那儿。

不知如何是好。

但我只好照做。

我再次踏入赛场，接近于半失明。哨声响起，我挺起胸膛，"长颈鹿"的剪影开始在我前面移动。然而，当我以为他在我前面时，他可能在我左边，或右边，或盘旋在半空中，或任何方位。我什么也看不清。才过去几秒，就在我努力辨别他的四肢在哪里时……嘭的一声，我被踢倒在地。

这位老兄的腿法（和力度）强大得像是人类和巨人的结合体。

我挣扎着站了起来。我还没完，只要我能看见……又是嘭的一声。

心中的英勇发言还没说完，我就成了 1993 年美国跆拳道公开赛最快出局的参赛选手。36 秒。

我被担架抬出了场。

我从医院醒来，开始思考究竟发生了什么。

到底是哪里出了问题？

如果根据吸引力法则和创造性想象——"你所见，即为你所得"——为什么我会落得如此下场？

很简单。之所以是如此下场，是因为我原本设想的就是如此下场。

我所得到的，的确就是我所想象的。

就在我为美国之行做准备时，我的确想象了自己踢断木板的场景。想象了自己穿着威风的跆拳道服，身后刻着"马来西亚"四个大字。也想象了自己昂首阔步地迈入赛场。还想象了那些镁光灯。这些我全都得到了。

我唯一希望的是，自己当时想象了离场的方式是靠走的，而不是被担架抬出去！

这就是我所学到的创造性想象的第二课。你的想象，要非常非常的具体。

不要像我一样，而从我摔过的跟头中汲取教训。你要想象目标的实现，直到真正的最后，并说："愿这个或更好的未来出现在我的生命里。"

因为，没错，我的确想象了自己迈入赛场的场景。但我压根儿就没想到，我还需要想象自己在赛场上将会如何表现，如何感受，或如何离场。

代表祖国征战美国公开赛，这个想法就已经让我惊诧不已。更别说让我花心思想一想自己到底期待这段经历是怎样的。

小心你许下的愿，因为研究表明它会成真

有人曾提醒过你，小心你许下的愿吗？又或许有人曾告诫过你，不要那么悲观，因为你将会创造你的"自我实现预言"？

事实上，这些提醒和告诫颇有一定道理。因为创造性想象并不分积极和消极。如果你不断地想某件事并相信它会发生，无论好坏，它的确更有可能发生。

对此还有相关的研究证明。

科学家们开始发现，在塑造你的周遭世界上，创造性想象是从古到今被保守得最好的秘密之一。

在为大众所熟知之前，创造性想象这个方法，运动员已经用了好几十年。他们很早就知道，身体会响应大脑所想象的任何场景和画面。在一项以篮球运动员为研究对象的实验里[1]，芝加哥大学的比亚斯奥托（Biasiotto）博士证明了创造性想象的效力。他测试了两组运动员：一组进行实际的投篮练习，另一组仅想象自己在练习投篮。他发现，两组运动员由此得到的能力提升，相差仅为 1%！

没错，那些单纯想象自己在练习投篮的运动员所得到的训练效果，和实际练习投篮的训练效果，相差无几。

想象自己正在练习（不仅限于练习投篮），几乎可以带来与实际练习相同的效果。很不可思议，不是吗？

还有更不可思议的。一项关于手指扩张实验的研究[2]显示：如果你召集两组被试，一组通过抓取的动作来锻炼手指肌肉，另一组仅仅想象自己做出抓取的动作，两组所获得的肌肉力量提升，毫无差别。

想一想。

你仅仅是坐在舒服的沙发上，想象自己在运动，这对肌肉的影响近似于自己实际上在健身房里挥汗如雨。

很不可思议，不是吗？

这就是创造性想象的效力。

除此之外，你还可以通过大脑来疗愈自己。听说过心理想象疗法（imagery therapy）吗？《西瓦自控法》（这本书教给我的创造性想象让我成功晋级美国公开赛）的作者荷西·西瓦，他测试了这个方法并证明了[3]创造性想象能加速身体的自然疗愈机制。

世界知名的放射学及肿瘤学专家卡尔·西蒙顿（Carl Simonton）博士如此评价："我会这样说，西瓦系统是我会提供给患者的最有效的工具。"

正是这位神奇的医生，将心理想象疗法带给了159位患有"不治之症"的癌症患者。他们原本只能活12个月，但在使用了创造性想象后[4]，他们中有：

- 63位依然健在
- 14位癌症迹象消失
- 12位癌症退化/肿瘤缩小
- 17位病情稳定

他们的平均预期寿命翻番至24.4个月。而且，所有这些惊人的成果，在实验开始后仅4个月便开始显现。

幸运的是，我不必通过创造性想象来疗愈自己的癌症。但我的确疗愈过自己的皮肤。

　　青春期的我有着严重的皮肤问题。那时我脸上的青春痘多得数不过来，而这严重影响了我的自信。连续五年，我接受了各种皮肤科医生的治疗，也尝试了千奇百怪的疗法，但就是没有一个奏效。

　　后来，我在荷西·西瓦的书里学到了创造性想象，便开始尝试自我疗愈。结果我做到了。只用了五周。

　　五年的痛苦和煎熬在五周内就得到了终结。而这，仅仅归功于想象干净的皮肤。毫无疑问，这决定了我对创造性想象的完全信任，并让我成了西瓦自控法的忠实粉丝。因为我自己就是行走的奇迹。

　　Mindvalley 实际上引进了西瓦的课程，名为《西瓦超级大脑系统》。它是西瓦自控法的最新版。其内容基于荷西 1999 年逝世前最终的研究成果。后来，荷西的后人请我为这套体系代言，以便向更多人传播。如今这门课已经正式上线 Mindvalley，并成为我们最受欢迎的课程之一。

　　创造性想象除了能为你带来相当直接而神奇的效果之外（你将会亲身体验到），研究证明它还能：

- 激活你的潜意识，发挥创造力，为你构思新的计划从而达到目标。

- 让你的大脑变得更敏锐，从而抓住任何能帮助你实现梦想的线索和资源（下章将详述，它被称作为网状激活系统）。
- 增强你的内驱力，让你采取积极的行动朝你想要的未来前进。
- 提升大脑的神经可塑性[5]（即创造神经通路的能力），支持目标的达成。

所以，你准备好一试了吗？

三年为期：描绘你的个人愿景

阶段四"未来梦想"将会聚焦在你未来三年想要实现的愿景上。没错，未来三年。这个时间是刻意而为的。人们往往会高估他们一年内所能完成的事情，但会严重低估自己三年内所将实现的成就。

三年内，一切皆有可能。

你或许会修完世界顶尖院校的数学学位。

你或许会遇见你的另一半并踏入婚姻的殿堂。

你甚至还会辞掉现在的工作，创办你自己的公司。现在很多人都这样。

你听过"当蓝月亮升起时"（once in a blue moon）这个表达吗？人们以此描述那些极为罕见的事件或现象。这是因为蓝月亮每三年才会出现一次！

可以说，"三"是一个神奇的数字。

但不管怎样，最重要的是，三年不会显得太过遥远，而许多非比寻常的事情有可能在这期间发生。

所以，阶段四全在于想象未来三年的理想人生。这就像是朝着阿拉丁神灯许愿，而你的愿望是什么？

你想要健康有型的身体？

渴望一段热恋？

想要孩子？

或许你倾向于职业或商业上的成功？

又或者，你向往不一样的人生？比如环游世界、认识新的人、找寻内心的平静？不管怎样，选择权在你手中，请让你的想象尽情驰骋。

在这里没有任何的限制。除了这一条：你一定、一定要选择你想要的。

重点在于，你想要的。

我们不是去实现别人的梦想，更不只是去满足父母或老师对我们的期望。获得传统意义上的成功，并非所有人的梦想。

很多时候，我们自以为想要的和自己真正想要的，其实是两码事。而这种差别往往来自社会强加于我们的规训和教化。

那么，我们要如何区分哪些梦想是来自内心真正的渴望，而哪些仅仅是源自社会的潜移默化？

如果你想要知道你定的目标（无论是新工作还是新伴侣）是否是自己真正的渴望，请拿出纸笔将你想要看到的未来全都写下来。尽量清楚而具体。除此之外，还可以将你对生命其他领域的期望全都写下来。

而在书写期望上，最好的方式莫过于撰写生命宣言（life manifesto）。

所以在你想象未来三年的精彩之前，请花点时间完成下面的练习。

布彻夫妇的生命宣言法

乔恩·布彻（Jon Butcher）和米西·布彻（Missy Butcher）是一对卓越的企业家夫妇，他们在生命各个领域都取得了出色成就。正是这对夫妇创造了享誉全球的"人生书"（Lifebook）目标设定法。

我自己是"人生书"的超级粉丝。2010 年完成该课程后，我便决定将其引进 Mindvalley。如今，乔恩、米西和我成了商业伙伴，而"人生书"则是 Mindvalley 平台上最重要的目标设定工具。你在这里看到的生命宣言法，属于这套工具的一部分。"人生书"囊括了生命的方方面面，非常详尽，而我将其简化在此分享，帮助你辨明你的个人愿景。

它本身是一门 18 小时的课程，会带你撰写一本 100 多页的书，为你最宝贵的生命制订计划和目标。虽然我们没有时间涵盖它的全部内容，但我会分享一些基本要点，让我们阶段四的练习再上一个台阶。

乔恩和米西告诉我，设定和实现生命愿景的最佳方式其实是落笔于纸，也就是将你的理想一天以正式宣言的方式写在纸上。

就这样，就一天。

不过，为了让你的愿景更贴合你的心之所向，你需要想一想你在"人生书"12 个领域里的期望和愿景：

- 健康健美
- 精神生活
- 情感生活
- 个人品格
- 灵性生活
- 亲密关系
- 亲子关系
- 社交生活
- 个人财务
- 职业生涯
- 生活品质
- 生命愿景

（最后一项"生命愿景"基本上是前面11项的总和；即前11个领域的目标完全实现后，你的整体生命所将呈现的样子——你的生命宣言。）

一旦你非常清楚自己在以上12个领域的梦想和目标，便可以开始撰写你的生命宣言和你的理想一天。需要注意的是：撰写时，请想象你的理想一天已经发生，请想象你的理想人生已经成真。

作为抛砖引玉，经过乔恩允许，我将他的生命宣言分享于此，以供参考。

乔恩强调："这是我们生命的纲领性文件，它指导着我们所做的每一个决定——借由它，我们得以真正过上自己想要的生活。"

———————

乔恩的生命愿景宣言

撰写日：2017 年 1 月

到期日：2022 年 1 月

米西和我创造了属于我们自己的天堂，就在这里，就在地球，远离喧嚣，返璞归真。

我们过着奢华、冒险而充满热情的生活。我们有权选择自己想做什么，在哪里做，什么时候做，和谁一起做。我们在每个重要的生命领域，都实现了富足和平衡。我们的时间完全属于我们自己。

自由是我们的内核。我们每天从夏威夷美丽的家里醒来都会问自己："我们期望今天怎么过？是花些时间在最大的项目上，还是什么都不做？又或者去绘画？去旅行？"

生命是我们的乐园——它就像一块空白的画布，等待我们去泼墨和创造。工作是我们施展才干的舞台。创造性的项目构成了我们工作的全部。我们不会花时间在自己不想做的事情上。这意味着我们从事着创造性的工作：书写、录制、设计、制作以及建造。

我们的生活品质达到了迄今为止的最高水平。这已经说明了很多！而这样的生活几乎不用我们花一分钱（虽然这样说，但我们其实已经积累了大量的财富）！我们的生活方式是完全自给自足。我们拥有一片美丽的森林，还有一片天然的牧场和海洋。这为我们提供了绝大部分的食物。我们不依赖任何的公共服务。

我每周会有两个上午用来处理公务，其他的时间则用于和家人相处、学习、运动、创作、做计划或做其他任何我想做的事。我们有大量的时间和自然相处……未来几年我们会让夏威夷的家变得越来越美。这个家将会是我一生的心血。2022 年及以后，我大部分的时间都会用来建设这幢教堂风格的夏威夷庄园。

2022 年，我们的生活轻松、惬意、充实而满足。每个傍晚，我们都会一起散步，一起欣赏日落。一天结束，我们感觉精力充沛，而非被掏空。餐桌上的氛围积极而有爱。

我们聊着一些有意义的事情。

我们经常大笑。我们的状态是放松的、健康的、喜悦的和满足的。

我们在夏威夷的夜晚只能用奇妙来形容。米西和我享受着彼此的亲密。我们的性生活美妙得难以置信（或者说难以言状）。它充满了乐趣、冒险、兴奋和疗愈。就我们的年龄而言（应该说任何年龄），我们的身体和身材都美好得难以想象！我们是彼此命中注定的伴侣。

2022 年，我们有大量的时间帮助孩子们制定目标、实现梦想。我们的子孙是健康的、快乐的、朝气蓬勃的。他们就像一束光——没有什么能够黯淡他们。因为我们从一开始就带他们离开了内卷而内耗的环境。

米西和我在夏威夷有着丰富的社交。我们不会和任何我们不喜欢、不欣赏或不尊重的人来往。和我们来往的是一群卓尔不凡的人。我们为彼此的生活增添了许多乐趣和色彩。朋友们总会不远万里，来到这个伊甸园看望我们。我们投资了很多在朋友身上。我们一起旅行，一起享受彼此的陪伴和友谊。

我们修习着自己的"功课"，也帮助他人修习他们的功课。我们支持单身人士、伴侣或是家庭去实现他们的梦想，过上更好的生活。借由我们所创造的价值，我们也获得了对等的回报。

我们拥有的公司都是自动运转的，而且比想象中做得还要好。"人生书"是世界顶尖的个人成长公司，它影响和蜕变着无数人的生命。"纯净咖啡"（Purity）是美国增长最快的公司之一，它改变着千亿美元的咖啡行业。"珍贵时刻"（Precious Moments）向全球数百万人传递着喜悦、温暖和希望。"黑星计划"（Black Star）帮助人们摆脱成瘾。"人生书"家庭版汇聚了我们全家人的努力。能一同拥有这些公司，对于任何一对夫妇都实属难得——我们对所创造的一切无比自豪！

米西和我高净值、零负债。尽管我们财富可观，但我们管理资产的方式简单易懂、有条理且达到最优。没有复杂的理财或是烦琐的投资。我们精简成本，达到了收入与固定成本间的差额最大，因此实现财务自由！可支配收入为历史最高。金钱就像空气一样，在我们身边流动——我们过着富足的生活。

我们生活在真正的天堂。我们在地球上创造了自己心目中的伊甸园。我们完全活在当下。我们是快乐的。我们是充满创造力的。我们是满足的。我们是健康的。我们是能量充沛的。我们有着无与伦比的爱情生活。我们有着理想的事业。我们有着财务上的自由和富足。我们和每一个孩子都有着亲密的关系。我们享受着美丽的友谊。我们时常放松，享受生活，心安理得地享受着富余的空闲……

而这完全合理，因为我们的生命，就是我们的杰作。

————

乔恩告诉我，他是在 2017 年写的这篇生命宣言。你猜后来怎么着？

乔恩宣言里的每一句话都成了现实。

如果这还不够激励人心，我不知道什么才算够。

当你撰写自己的生命宣言时，你可能会聚焦于自己已经投诸精力的领域，而忽略其他或许更为重要的方面。因为你实际所需要的，可能并不在你的考虑范围内。

比如，你或许会想象自己在职业上平步青云，但忽略了自己身体的健康。

你或许会想象六位数的银行账户余额，但忽略了自己的亲密关系。

反过来说，你或许会想象自己陷入热恋，但忘了去考虑自己的经济状况。

你的目标，是将所有的方面都考虑到。请仔细检查你的愿景中是否存在遗漏。

小结一下，为了清楚你的生命愿景，接下来你将：

- 检查是否有所遗漏。
- 花点时间撰写你的生命宣言。
- 基于你的生命宣言，进行阶段四的每日想象。

以下是阶段四的练习方法。

未来梦想冥想法

第一步：选择你的未来梦想

到现在，我会假定你已经在生命宣言中写出了你想要实现的梦想（或者至少思考过）。

你的梦想或许包括：

- 环游世界
- 找到你生命里的挚爱
- 买下梦寐以求的房子

- 流利地说一门外语

- 创立你自己的公司

- 实现财务自由

- 养育 / 领养孩子

- 跳伞 / 徒步 / 为做慈善赛跑

- 从病痛中痊愈

- 成为老师 / 导师 / 教练

还记得吗？你所选择的梦想将在未来三年实现。请大胆一些，想要什么就大胆去要。就像乔恩和米西一样。

第二步：升起你的内在屏幕

随着你开始阶段四的冥想，你需要在心中想象一块巨大的电视屏幕。你将会看到所有的梦想在这块屏幕上播放，就和看电影一样。

想象这块屏幕距离你 6 英尺[⊖]远，高于地平线之上 15 度。基于荷西·西瓦的研究，这样会带来最好的效果。

我知道这些数字相当具体，但这样做是有理由的。研究证明，当你视线看向正前方，眼球略微上翻时，你的大

⊖　1 英尺 = 0.3048 米。

脑会开始生成 α 脑波。而这正是你需要的大脑状态，帮你最大化创造性想象的效力。

所以，各位观众，请关闭你的电子设备，视线向前往上，电影即将上映。（相信我，这会是你看过的、最好看的电影。）

你将会看到夏威夷的海滩，棕榈树在微风下轻轻摇曳，而你的菠萝朗姆酒玻璃杯上，闪烁着晶莹的水珠。

你将会看到你一直想养的小狗，淘气地舔着你的鼻子，那么惹人喜爱，就像可爱版的《马利和我》(*Marley and Me*)。

毫无疑问，这是真正的美梦成真。无论你选择的梦想是什么，虽然是三年以后，请你想象它们现在已经发生，并好好感受随之而来的快乐、幸福和满足。接下来是第三步。

第三步：调动你的所有感官

想象时，请尽可能多地调动你的感官。

是时候让自己沉浸其中了。你看到什么，听到什么，尝到什么，闻到什么，触摸到什么。让你的梦想鲜活起来。

当你调动自己所有感官时，你将感受到内在情绪的升起。舒适、平和、感激、喜悦、兴奋或热情。荷西·西瓦表示，一旦你捕捉到了情绪，你的美梦将更容易成真。这样做是为了让你的大脑和宇宙都做好准备，去迎接和创造你想要的未来。

如果你想进一步增强创造性想象的效用，别忘了去想象你的梦想成真后将给他人带来怎样积极的影响。

如果进展顺利，这将是一场甜美的白日梦。不妨深呼吸，让自己提前沉浸于梦想成真的喜悦里。

————

现在轮到你去发挥创造性想象的威力了。

我可以诚实地跟你说，我所取得的所有重大成就都要归功于创造性想象。是它，让我成为现在的我。我当初远赴美国追寻梦想靠的是创造性想象。我的公司 Mindvalley 实现上亿美元的营收靠的也是创造性想象。在我两个可爱而美丽的孩子出生之前，我也想象了他们的诞生。这个法子的确管用。

所以不妨大胆一些……

不要低估你的潜力。

不要向现实低头。

大多数人都很现实，这可以理解。现实听着就很"现实"。所有人都想要实在一点、现实一点。这很好。毫无疑问，追求现实的人会认为这就是最聪明的活法。

但这其实是一个巨大的、自我设限的陷阱。因为追求现实，意味着人们往往会以现有的情况去推测未来。"之前是这样，未来还会这样"的思维模式紧紧束缚着人们的进步和发展。

不久以前，妇女还没有选举权。想一想，若不是当时妇女参政论者的"不切实际"，我们能取得如今的进步？

一个社会若想取得进步，需要的是追求梦想的人，而非追求现实的人。所以，我鼓励你大胆做梦。就像理查德·布兰森（Richard Branson）所言：

你的梦想，要大到让你战栗。

————

在你继续阅读之前，请打开你的六阶段冥想音频。带领者将带你进行阶段四的冥想，时长不超过五分钟。它将帮你巩固整个阶段四的学习。

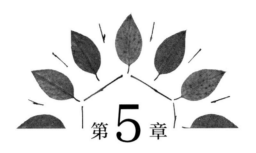

第 **5** 章

阶段五

完美一天

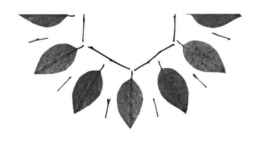

把握今天，而不是寄希望于未来。

——昆图斯·贺拉斯·弗拉库斯

（Quintus Horatius Flaccus）

拉丁语"carpe diem"，常常被翻译为"把握今天"。这个简短而有力的口号，有着相当有趣的起源。

据历史记载，古罗马诗人昆图斯·贺拉斯·弗拉库斯（是这个名字，对吧）于公元前 23 年提出了这一宣言。在英语世界，他的名字被过度简化为贺拉斯，这很有趣。

不过，"活在当下，享受生命"的论调本身要远早于贺拉斯。它贯穿了古罗马上千年的诗集、祷告、哲学及其他文学作品。

无论你是否了解历史，你都或多或少从你的亲人、老师、雇主或牧师那里，听说过"把今天当作最后一天"的观点。你已经以这样或那样的方式被教导过，去做几千年前贺拉斯身着迷人的托加长袍和罗马凉鞋，向他的同胞们所宣扬的"把握今天"。

今天，就是未来

为什么会有许多人忽略和否认"今天"？

他们早晨从床上挣扎着起来，对于这一天没有任何的安排和计划；他们没有意识到"今天，就是未来"。而为今天设定目标，其重要性不亚于为未来描绘愿景。

就像我们在"阶段四：未来梦想"描绘未来三年的愿景一样，我们同样要为今天描绘和制订计划。正是借由今天的行动，你的未来梦想才得以成真。

和阶段四一样，你将升起内在的巨大屏幕，看见你想要的未来在你的面前上演。只是这次不再是三年后的未来，而是接下来的 24 小时。

而且不同于阶段四，你将把你的一天分成几个有意义的组块。也就是说，你接下来的 24 小时将会像一个饱满的、颇具未来主义的橙子，由一瓣瓣的时间组块（segments）构成。

"组块意图"的力量

哲学家埃斯特·希克斯（Esther Hicks）非常好地阐释了"组块意图"（segment intending）的概念。阶段五便是以此为基础。

如果你对埃斯特的工作不是特别熟悉，只需要知道她并非寻常女性。事实上，正是她的工作激发了 2006 年火遍全球的纪录片《自然法则：吸引定律》(*The Secret*) 的诞生。DVD 版《自然法则：吸引定律》后来共售出 500 000 份，成为历史上最畅销的记录片碟片。

埃斯特最令人惊叹的智慧之一，便是大众所熟知的"组块意图"——你能够且应该以组块的方式提前构想和想象你接下来的一天。

比如，你典型的一天或许由下面的组块构成。

- 07:00—08:30　起床，冥想，准备早餐，准备上班
- 08:30—09:00　上班通勤
- 09:00—13:00　晨会／工作
- 13:00—14:00　和同事共进午餐
- 14:00—17:00　工作
- 17:00—17:30　通勤回家

- 17:30—19:00　享用晚餐
- 19:00—21:00　休息，和伴侣一起追剧
- 21:00—22:00　享受性爱
- 22:00—07:00　睡觉

在调动所有感官想象和描绘每一个组块之后，你可以通过正向宣言的方式来为它们定调，比如：

- "我的上午将会充满能量和喜悦。"
- "我的工作时间将会非常高效，和同事相处得愉快而开心。"
- "我的午餐将会非常可口，伴有美妙的音乐和阵阵笑声。"
- "我回家的路将会非常通畅。"
- "我在奈飞（Netflix）上找到的影片将会非常有趣和令人感动。"
- "我和伴侣的性爱将会充满激情，且分泌大量的催产素。"

我相信你能理解其中的意思。

尽管我们的组块各不相同（或许你不在工作，而在学

习、旅行或放假），不管怎样，组块意图的练习是一样的；
你将会想象和看到你的每一个组块完美地发展和进行。

从埃斯特的角度来看，跟着生活"随波逐流"并非度
过一天 24 小时的最佳方式。相反，我们需要成为"时间自
律"的人。

用她的话讲："时间自律的人会决定他们的一天如何
进行。"

而决定一天如何进行的最佳方式，莫过于组块意图。

写给怀疑论者和乐观主义者

如果你因第一次接触"组块意图"而心存疑虑，埃斯
特建议，不妨先从说"要是……那就太好了"开始。省略
的部分，是你期望发生的事情或场景。这样你依然可以练
习组块意图，同时也能尊重自己正常的疑虑。比如你可以
说："要是老板今天将在会上表扬我，那就太好了。"

相反，如果你相信自己大脑的力量，你可以直接下达
命令。比如说："今天在我驾车回家的路上，我最喜欢的
《波西米亚狂想曲》(*Bohemian Rhapsody*) 将在电台里播放。"

不妨抱着玩一玩的心态，看看会发生什么。

让我说，要是你有信心，不妨一试。你越是相信大脑对现实的影响，就越容易得到你想要的现实。就像金·凯瑞（Jim Carrey）所言："与其希望，不如相信。面对火海，希望谨慎地走过，但相信一跃而过。"

所以，来吧朋友们，让我们一跃而过。

背后科学

当然，所有这些都要打一个问号：每天仅仅花两分钟的时间去设定一天的组块意图，这种方式真的管用吗？

答案是掷地有声、毋庸置疑的"管用"。

它的确管用。而它之所以管用，是源于你大脑里鲜为人知的网状激活系统（Reticular Activating System，RAS）。下面我将简称它为 RAS。

概括地讲，RAS[1] 是一团位于大脑脑干的神经细胞，它会为你过滤环境里的无用信息。感谢老天，感谢 RAS 的过滤功能，尤其是如今被各种信息所淹没的 21 世纪，正是因为 RAS 的存在，所有重要的信息（比如人潮中你爱人的声音，你的工作任务，火灾险情，潜在危险等）才得以适时地优先获得你的注意。

你可以这样理解，无论你想要关注什么，RAS 都会帮你进行筛选和过滤。当你一天里接收到各种各样的外在信息时，它会帮你剔除掉所有无关的信息，只筛选出对你而言重要的信息。而且这个过程完全自动，不需要你特别做些什么。很神奇，不是吗？

所以，"凡寻求的，终会寻着"所言非虚。你每天所关注的、所寻求的，终会被找到。因为 RAS，你的大脑会不遗余力把它找出来。

大部分研究 RAS 的心理学论文常常举的例子是白色大众。

如果你开着一辆白色大众行驶在高速路上，你更有可能留意到路上其他的白色大众。因为你的大脑清楚地意识到你正开着一辆白色大众。该机制同样适用于为一天设定意图。

比如，假设你为你的午餐设定的意图是，你将享受美好的午餐时光——不仅会有可口的食物，还有可爱的伙伴和可人的氛围——你所做的，是提前命令大脑去留意这些细节。这样，哪怕你去到一家餐厅，而服务员不小心弄错了你的订单，比如他们居然给你上了含麸质面包，你也更有可能忽略这些不完美，因为你的大脑正忙着留意牛油果

酱和蒙特里杰克芝士的非凡口感、精致的蜡烛以及妙趣横
生的谈话。

因此，尽管被上错了菜，但你仍然有可能认为这是一
段美好的午餐时光。因为这是你下给大脑的命令。就这么
简单。

这会让你忽略一些事情吗？

会。

但这也会让你收获更为豁达的心境和更为愉悦的心情。
如果是为了每天的好心情，我非常愿意忽略一些事情。有
些事情，我宁愿一笑而过，也不要成为那种为了些鸡毛蒜
皮而满腹牢骚甚至咄咄逼人的消极之人。

额外福利

当你决定拥有美好的一天时，它所产生的涟漪效应将
不容小觑。美好的一天将会进化成美好的一周。美好的一
周将会进化成美好的一个月。美好的一个月将会进化成美
好的一年。美好的一年将会进化成无与伦比的一生。

而这全在于六阶段冥想的两分钟里，你决定将如何把
握今天。

　　除了为美好的一天（和一生）做准备，阶段五还能让你体验到实时的愉悦和快乐。

　　和"阶段四：未来梦想"一样，阶段五是你朝阿拉丁神灯许愿的时刻。还记得吗？你的大脑在冥想时并不会区分真假。当你想象今天的美好时，你便会感受到所有随之而来的积极情绪，仿佛它们已经发生了一样。你的身体和情绪会在生化层面做出真实的反应。

　　尽管它们（目前）还只是在你的想象之中，但分泌出来的多巴胺、血清素、催产素和内啡肽却是真实存在的。

　　而且当你春风满面、踌躇满志之时，其他人也会因此而受益。因为每一个与你错肩、和你相遇的人都会感受到你内在的积极能量。快乐是会传染的。而此刻的我们正需要被这样的快乐传染。

　　以下为具体方法。

完美一天冥想法

第一步：升起你的内在屏幕

　　想象一块巨大的电视屏幕在你的心中升起，而你的完美一天即将上映。

还记得我们所学的组块吗？你将从第一个组块开始，并按时间顺序依次想象。如果你不知道从哪里开始，不妨参考你在阶段四制订的三年目标。你可以将实现目标的一小步，融入你的日常事项里。

假设你在阶段四制订的目标是成为世界知名的作家，那么在这个阶段，你的组块之一可以是今天花一小时在你最爱的咖啡馆里构思你的作品。

假如你想要健康有型的身体，不妨想象自己今天在某个时间点为之而努力。譬如早晨为自己做一份蔬果奶昔，或者是午餐后好好散步；任你选择。

如果你不是在早晨冥想（虽然我推荐如此），不用担心，你只需要想象冥想结束后的一天就好。

第二步：调动你的所有感官

接下来，你将会看到你的完美一天，从早到晚依次播放。

和阶段四一样，请调动你的所有感官。随着这一天的进行，你看到什么，听到什么，尝到什么，闻到什么，触摸到什么。在每个组块的开头，别忘了给它们定一个调。

比如，"我的早餐将赐予我营养和能量"，直到"我的睡眠将帮助我焕发新的光彩和活力"。

这是专属你的白日梦时间。去想象你的完美一天。不用担心过于乐观。哪怕前面还有无数挑战在等着你。哪怕拥有完美一天听上去像是天方夜谭。相信最好的总会发生，而你的相信将会疗愈周遭的不完美。

又或者，请相信科学。相信大脑的网状激活系统。你所投入的时间，必将有所回报。

现在你已完成阶段五。我特别喜欢这个阶段，因为它会让我从冥想走向行动。毕竟，六阶段冥想不是那种让你做完就感觉昏昏欲睡的冥想练习，而是让你在放松身心的同时，准备好去征服世界。

这两者天差地别。

谁能想到，你可以决定拥有完美的一天？我真希望学校当初有教我这些。如果我知道自己可以决定一天以及（大部分的）事情如何进行时，毫无疑问，我会平和安宁许多。

固然，那只可恶的鸽子不该在你的挡风玻璃上留下粪便。但你可以选择的是将注意力放在哪里、以怎样的心态去面对。你可以选择积极、正向。你可以选择完美的一天。

想一想，如果每个人早晨起来都决定拥有美好的一天，这个世界将会有怎样的不同？让自己开心，让别人也开心？健康饮食，活在当下，并享受每个平凡珍贵的瞬间？为未来的目标再前进一小步？

那么你还在等待什么？

把握今天，就是把握未来！

————

在你继续阅读之前，请打开六阶段冥想音频。带领者将带你进行阶段五的冥想，时长不超过五分钟。它将帮你巩固整个阶段五的学习。

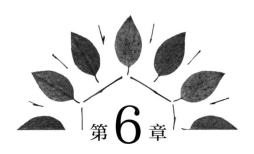

第 **6** 章

阶段六

祝福

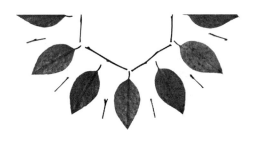

在设计六阶段冥想时，我对它的期望是根植于科学。

因为人类比以往任何时候都需要科学的指引，来帮我们去伪存真，寻得真正的良药。

虽如此说，但科学无法解释万事万物，不是吗?

阶段六是整个六阶段冥想中唯一在科学依据上稍显单薄的阶段。但我依然想要邀请你参与其中——接受更高力量的祝福，并借由阶段六结束整个冥想。

碰巧的是，科学尚无法解释的内容却是赋予生命意义的关键。尽管没有确凿的证据表明存在一个更高的存在时刻注视着我们，但有84%的人相信如此[1]。

这是因为，尽管有悖于逻辑，但我们有时候的确会感受到、感知到、从直觉上体会到它的存在。

就我而言，我打心底相信自己和更高力量相联结。但这并不意味着，我就信仰宗教。事实上，我并不相信天上有一位白发老人，时刻评判着我的每个动作。我自己的灵性练习融合了诸多宗教流派，外加现代灵性思潮。事实上，我并不信仰单独某个宗教——这对我来说颇不自然。因为不同的宗教有着不同的智慧和魅力。它们都能引起我的共鸣。但没有哪个宗教流派能够定义我的灵性。

我相信，那个存在、那个更高力量一直陪伴着我们，支持着我们，滋养着我们，并托举着我们。

寻求帮助

我们周围一直存在愿意帮助我们的力量；我们要做的只是开口。"联结商"（availability quotient，和更高力量联结的能力）要比"智商"（大脑作为一种单独的力量，表现出来的创造现实的能力）更强大。

这便是阶段六的核心内容。

提升你的联结商

考虑到大部分人相信更高力量的存在，我认为不妨尊重这个事实并将其纳入六阶段冥想。

而且这个过程只需要几秒钟。你将想象一束美丽的光从天而降，代表你的更高力量。接着它将抚过你的身体，为你送上祝福（换句话说，你所需要的帮助）。

除了尊重冥想者的灵性信仰，阶段六存在的目的还在于给整个六阶段冥想画个圆满的句号，让冥想者在结束时感觉完满和被支持。

不过，实际上，让我真正决定将它纳入六阶段冥想的，是一位我非常敬重的导师：斯里库马·拉奥（Srikumar Rao）。

斯里库马·拉奥是全球知名的商学院教授、TED 演讲者、畅销书作家以及拉奥研究所创始人。斯里库马曾执教于伦敦商学院（London Business School）、西北大学凯洛格商学院（Kellogg School of Management at Northwestern University）以及加利福尼亚大学伯克利分校哈斯商学院（Haas School of Business at the University of California, Berkeley）。他将灵性智慧与企业家精神相结合的方式，是我从未见过的。

他曾教导无数的 MBA 学生，帮助他们优化心智模式，以获得商业成功。在帮助他人实现更大潜能上，斯里库马是当之无愧的权威。

我在研发六阶段冥想期间，刚好听到斯里库马的一次演讲，主题是"成功和幸福心理学"。他所倡导的观点是，你的心智模式——你对这个世界的认知和信念——将直接影响你的生命体验，无论消极或积极。

演讲结束后，听众反复向斯里库马问的一个问题是：在他看来，什么样的心智模式是最好的？他如此回应：

你所能拥有的最重要的信念是，宇宙是爱着你的。如果你相信宇宙是为了你好，为了你的福祉而着想，那么你的一生将会过得非常顺遂。

而这句话里的"宇宙"可以换成其他任何你认为合适的词。

在听到斯里库马说，在诸多心智模式中"相信宇宙是爱着你的"最关键时，我知道我必须将"祝福"纳入六阶段冥想的设计之中。

我相信，在你结束阶段六之后，相信自己并不孤单，相信自己是被爱着和支持着的，那么迎接你的将会是美丽的一天。

不仅如此，长此以往，迎接你的还会是美丽、积极而充满惊奇的一生。

祝福：没有人被落下

如果可以的话，请允许我和那些无神论者说几句。

首先这么说吧，我特别喜欢无神论者，他们是我遇到过的最有趣、最聪明的一群人。即使你是无神论者，你也可以练习阶段六。完全可以。

无论你是否有所信仰，你都可以从阶段六收获安宁、合一和被支持的感觉。哪怕你不相信更高力量的存在，也可以选择联结你的内在力量。

你的韧性。你的内在潜能。你的深层智慧。你的心。你的大脑。

有的人喜欢想象更年长、更智慧的自己会祝福和支持自己。不妨就来一趟时间旅行，向 20 年后的自己寻求智慧和帮助。

无论你如何选择，你都会以最好的状态来结束整个冥想。

是时候享受帮助了

正如我所言，阶段六是整个冥想练习里最简单、最容易的部分。它也可能会是最放松、最享受的部分。和前面相比，阶段六要轻松许多。

想想看，从开始到现在你一直忙着"给予"。给予你的注意力和能量，让他人感受到你的爱和慈悲。给予你的感恩。给予你的原谅，让疗愈得以发生。给予你的想象，去描绘三年后的未来，去设定完美的一天。

而此刻，你可以什么都不做，只是单纯享受来自外界的爱和祝福。还有谁……比宇宙更适合来担任这个角色？

当你联结无穷无尽的能量时，它不仅会帮你整合前五个阶段的练习，还会让你在迈入新的一天时感觉自己"如有神助"。

要知道，人生不称意十之八九。在我们舒适的卧室外，等待我们的不乏风雨和荆棘。无论你的灵性信念是什么，我想没有人会否认外在支持和帮助的重要性，尤其是当我们历经风雨、披荆斩棘之时。

为了抵达终点，为了穿越未知，为了释放内在的潜能，我们都需要来自更高力量或更高自我的帮助和支持。好消息是：这种能量取之不尽，用之不竭。你只需要张开双臂，去迎接，去享受。

祝福冥想法

第一步：联结你的更高力量

深呼吸，花点时间去联结你的更高力量，无论你怎样称呼它。

试着"用心"去感受更高的存在，而非在整个冥想练习中一直"用脑"。我们在这用到的是迈克尔·贝克威思所说的"联结商"，而非"智商"。

你在和它形成联结后，便可请求它的祝福。

第二步：想象一束爱的光芒

现在想象你的更高力量将它的祝福幻化成一束美丽的金光或白光，从你的头顶洒落。感受这束光。感受它的光亮和温暖。感受蕴含其中的无尽能量。

这份祝福就好似来自宇宙的正式印戳，对你的目标和计划表达赞同。就好像在说："没问题，你的目标，我已全部批准。为了让它们成真，这会是你所需要的全部能量。"
这份祝福表示着，你并非独自一人。所以请好好感受。

第三步：让这束光流经于你

想象这束光从你的头顶流经你的身体。

接着，这束光越来越大，变成气泡，将你围绕。想象
自己沐浴在爱的光芒里，浸润在更高力量的祝福里。你
知道，接下来的一天，这份祝福都将与你相随，守护着
你，为你提供必要的支持和帮助。毕竟，这是属于你的
祝福。

第四步：感谢你的更高力量

现在，你所有的目标和计划都得到了更高存在的支持。

花点时间享受这一刻，并向你的（更高）力量表达感
谢。你可以通过一个简单的仪式收尾。一个鞠躬、双手合
十、轻轻微笑或轻声说一句"谢谢你"。都可以。

或者和我一样，想象和宇宙碰一个拳，作为感谢。现
在你已准备好结束六阶段冥想，开始你的精彩一天。

请记得让自己沉浸其中，好好感受。带着信任和祝福，
开启你新的征途。

第五步：结束你的冥想练习

现在，当我数完五个数，你将结束整个冥想。

如果你是使用 Mindvalley 上的冥想音频，你会听到我轻声的报数。该方式源自西瓦自控法。音频文字版如下：

- 现在我将从 1 数到 5。在我数到 5 时，你将睁开双眼，感觉清醒、安宁、身心洁净。
- 1、2、3……你将睁开双眼，感觉清醒、安宁。
- 4、5……请你睁开双眼，感觉清醒、安宁、身心更为洁净。

————

祝贺你成功完成六阶段冥想。这一路你已全部通关，并成功抵达安宁、喜悦的终点。

借由慈悲，你收获了和世界的联结。借由感恩，你体会到了幸福的简单。借由原谅，你清理了内在的负面能量。你描绘了精彩的未来——你真正渴望的未来。你勾勒了完美的一天。而现在你联结了那股无以名状的力量，那股从你出生到离去都陪伴着你的力量，并在它的祝福和滋养下结束了整个冥想。

阶段六不过几秒钟时间，而你花的每一秒都不会被辜负。要知道，任何花在与高于自己的存在相互联结的时间都是值得的。

有时，我们太习惯一个人在舞台上发光发热，而忘了自己其实并非独自一人。无论你相信什么，要知道，有人将你托举，为你撑腰。生命的舞台上，若想熠熠发光，你将会需要这份支持。

所以请相信你的更高力量。

相信你内心深处无可估量的力量源泉。

无论你相信的是什么。

都没问题。

因为我们将会学到的最古老的真理之一便是：万事万物，本就同宗同源。

————

请打开六阶段冥想的音频。带领者将带你进行祝福冥想，时长不超过 5 分钟。它将帮你巩固整个阶段六的学习。

这是六阶段冥想的最后阶段。在你巩固所学之后，你即可开始完整的冥想练习。

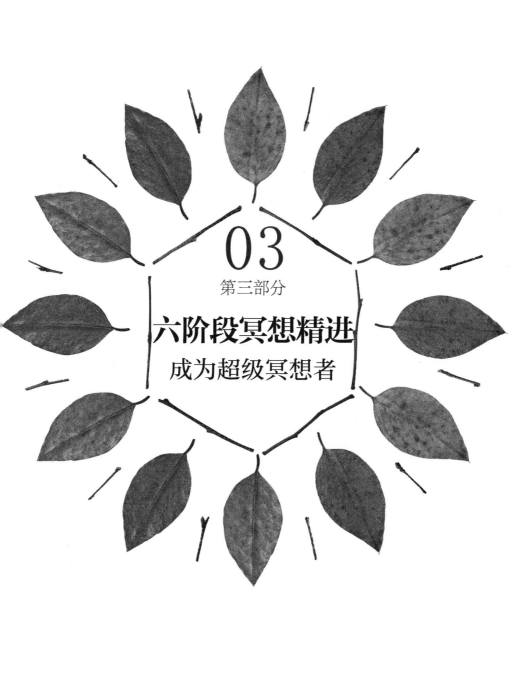

03

第三部分

六阶段冥想精进

成为超级冥想者

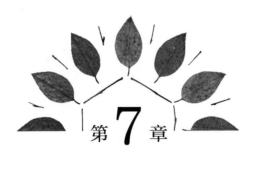

第 **7** 章

结语

精通之旅

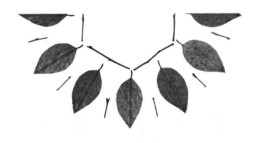

几年前，我邀请一位大佬来公司演讲。

他的名字叫汤姆·齐（Tom Chi）。你或许早有耳闻。作为 Google X 的联合创始人，汤姆·齐以谷歌眼镜为基础，创造了世界首批 AR（增强现实）装置原型。从各个方面来看，他都是一位天才。他以能结合前沿科技和深刻灵性，去回答人类最艰难、最具挑战问题的能力，而闻名遐迩。

从更高存在到病毒的演化，汤姆·齐和我在台上以及 Mindvalley 播客上，有着许多精彩的讨论。他的工作让我深深敬佩。

汤姆拜访 Mindvalley 吉隆坡办公室的那天，他演讲的主题是"科技的指数增长和世界的未来走向"。我的团队成员听得入迷。转眼间就到了问答环节。我很欣赏的一位员工问了一个问题。正是这个问题以及汤姆的回应，让我确定了我这一生的志向和抱负。

"汤姆，为了让这个世界变更好，你认为我们真正要创造的是什么？"

汤姆停了几秒钟，然后回应道：

"我们需要创造出人类意识的指数增长。"

汤姆解释道，科技的指数增长正左右着世界未来的走向，这个趋势既势不可挡又危险重重。试想想，现在谁都有可能接触到危险物品，并因此对社会造成较大危害。

唯一能阻止他们的是什么？他们的意识水平。

如果继续这样，科技迅猛增长但人类意识却原地踏步，未来将不堪设想。

换句话说，如果人类不去提升自己的意识水平，我们迟早都要完蛋。

"绝对完蛋！"汤姆强调。

所以，我们所能踏上的最英勇的征途，是去提升人类的意识水平。而在此之前，我们需要知道，人类大脑的两个部分正处于一场艰难的拉锯战之中。

原始脑 vs 高级脑

享誉全球的博主蒂姆·厄本（Tim Urban）在其热门文章[1]《火与光的较量》中写道，生而为人，是一场"原始脑"和"高级脑"的恒久博弈。

现在，我们很多时候都被原始脑所控制。

原始脑可被看作来自远祖时代、代表人类兽性的部分，不同于大部分人的认知，它对我们的影响依旧深远而强烈。饮食男女皆由它而起。除此之外，我们还有高级脑——更为高级的意识中枢，它掌管着道德、智慧和灵性。

原始脑的日常体验是求生，是匮乏，是竞争；高级脑的生命状态是当下，是感恩，是慈悲。

原始脑认为，为了生存，争夺和痛苦必不可少；高级脑知道，我们能借由正向思维，去创造想要的未来。

原始脑只爱"自己人"；高级脑越过种族、民族或文化的藩篱，感受对于所有人的爱和慈悲，哪怕彼此看上去有多么不同。

原始脑沉浸于负面偏见，不可自拔；高级脑则以个人成长之名，拥抱所有的情绪，并以健康的方式加以整合。

原始脑狂野、桀骜而不驯；高级脑安定、开放而自如。

原始脑感觉世界如此孤独。

高级脑感知世间万物的联结，并明白我们都属于宏大存在的一部分。

高级脑和六阶段冥想

六阶段冥想的存在正是为了让我们朝高级脑的方向进化。虽然求生的元素必不可少（比如战斗或逃跑反应），但讽刺的是，不顾一切让个体活下去的原始脑却有可能毁灭全人类。

如果想要提升人类的意识水平，进而匹配上迅猛发展的科技水平，那么在这场艰巨的拉锯战中，高级脑必须赢。而且要快。

这便是为什么六阶段冥想应运而生。

因为六阶段的所有内容——爱、慈悲、感恩、原谅、目标设定及祝福——不仅有可能救你于水火；当所有人都如此冥想时，拯救的或许将会是全人类。

贡献你的"一粒沙"

在你了解到人类未来、科技发展和意识进化的关系之后，你或许更有动力去认真对待你的冥想练习。

不过，我并非有意给你增添压力。

归根结底，你是为了自己而冥想。这就已经足够。非常足够。

你和其他人一样值得安宁、平和、爱与幸福；而冥想会带给你这些。你不必跑上街义愤填膺地抗议 AI（人工智能），也不必从别人嘴巴里夺过塑料吸管，更不必光着脚走在旧金山的大街上，以示对地球的关爱。

有一句美丽的西班牙谚语，谈到"小改变如何带来大影响"。

Hay que poner cada uno su granito de arena.

"每个人都要贡献属于自己的一粒沙。"

它说的是，如果每个人都投下一粒沙，最终你将会得到一片美丽的海滩。

如果每个人明天早晨都开始冥想，开始感觉到慈悲、感恩和归属，心中的怨恨不再，愤恨不再，更多的是想要为世界做贡献的心，把每一天都当作最后一天去活，让生命尽情起舞……这样的星球将会怎样？

不过在那之前，我们需要一群先驱，一群修习冥想、影响周遭的先行者。

而这，由你开始。

开启你的冥想之旅

现在，你已经知道自己的使命，如果你选择接受，那么在你合上书后，请正式开启你的冥想之旅。为了人类的福祉，也为了地球的存续。

六阶段冥想将为你开启美丽的个人成长之旅。随着练习的深入，你将会不自觉地想要提升、改善和优化自己的各个方面。所以，我鼓励你每日冥想。

许多人会连续上百天练习冥想。对此，我脱帽致敬。这的确很好。不过请放心，哪怕你有一天没冥想，也完全没关系。我最不希望发生的，就是它成了一项必须完成的任务。

我希望，你练习冥想是为了你自己，因为它让你感觉良好，因为它让你绽放出属于你自己的光。

六阶段冥想是我迄今为止用过的最好用的效能工具，而且我每天都用。我真心希望它也会成为你的左膀右臂。就像它成为我的左膀右臂一样。

这是我送给你的礼物。正如我一直提到的，六阶段冥想完全免费。无论你使用我们的哪个平台。无论现在还是未来。另外，请放心大胆地使用它、改良它、修正它。将它分享给你的朋友。把它缩减成 5 分钟，或是延长到 30 分钟。你想怎么做就怎么做。只是有一点要注意。

六阶段冥想将持续更新和进化（过去 8 年它已经改变不少），而我也在不断地改良它、优化它，让它为更多人所用。如果它为你带来了积极影响，请分享你的故事，帮助更多人看到它的价值。

最后：永不言弃

在我们道别之前，我想要分享最后一点。

坚持练习。

哪怕一年以后你感觉自己似乎在原地踏步。似乎已经不再"需要"六阶段冥想。哪怕如此，也请坚持下去。

就像体育锻炼，它总对你有好处。你不会因为自己已经拥有了梦寐以求的身材而不再健身、举重、竞走或跳舞了，对吗？你会继续锻炼，维持现有的理想身材。冥想也是如此。

英国著名的喜剧俱乐部连锁品牌"游吟诗人"（Jongleurs）的幕后大老板约翰·戴维（John Davy）告诉我，他曾连着100天练习六阶段冥想。

100天后，自不用说，他开始习以为常，不再注意到六阶段冥想所带来的巨大改变。于是，他停止了冥想。毕竟，他是一位大忙人。

然而自那以后，他的朋友和同事纷纷向他表达关切。

"约翰，你还好吗？"

"约翰，你看上去不太对。"

"约翰，你停止服药了吗？"

他完全摸不着头脑，不知道他们在说什么。他的朋友们反馈道，他们发现他最近变得越发焦躁，很明显回到了以往的焦虑模式。

他这才意识到，之前的冥想练习其实中和着自己不健康的行为模式，调节着自己作为领导者的能量和状态。自不用说，他重新拾起了冥想。

当一切如常时，坚持下去。当问题出现时，你更要坚持下去。尤其是当问题出现时。

我真心希望自己能挥一下魔法棒，就可以向你保证，因为你买了这本书，你就会成为二十一世纪的圣人，或是年轻版本的甘地。换句话说，你会立马开悟，从此烦恼不再，痛苦不再。你的心不会再受到伤害。压力、不安和失望永远消失。你会坚持冥想。当自己一团糟时，你会很乐意自己一个人待一待。

这个魔法棒我挥不了，也不能挥。

因为有时候（其实是很多时候）正是痛苦和烦恼，才让我们得以撷取生命中最宝贵、最深层的智慧。如果你愿意超越痛苦的表象，借由每一次的烦恼去提升自我的心性，你会发现，痛苦里也藏着开悟的种子。

我不知道在你合上本书后，等待你的会是什么。我也不知道在我写完这本书后，等待我的会是什么。

但我知道的是，新的工具和答案如今就在我们手中。握着它，我们将有信心穿过最荆棘密布的山野，越过最汹涌的海浪，抵达属于我们的安宁、喜乐和繁盛。而这里所说的我们，不仅是我们，更是全人类。

六阶段冥想文字稿（根据作者原稿翻译）

我在末尾附上六阶段冥想文字稿，供大家学习之用，并为存在听力障碍的读者提供方便。

欢迎来到六阶段冥想。

我是维申·拉克雅礼。这一路我将与你同行。

让我们开始阶段一：爱与慈悲。

回想你深爱的人。或许是你的家人、朋友、伴侣甚至是宠物。

想象这个可爱的生灵出现在你的面前。感受你心中涌起的爱意。让这份爱在你的心中照耀。

现在，给这份爱选一种颜色。绿色、粉色、白色或蓝色。

深呼吸，呼气时，想象爱的光芒从你的心间满溢，充盈你的整个身体。

深呼吸，呼气时，想象爱的光芒从你的身体满溢，充盈你所在的屋子。

随着爱的光芒充盈整个屋子，想象你心中的爱，抚过屋子里的所有生灵——人、动物、植物。

深呼吸，呼气时，想象爱的光芒容纳了你所在的城市。或许，你感受到了它的存在。或许，你从俯瞰的视角看到了它。想象你心中的爱和慈悲，容纳了这整座城市。

继续深呼吸，呼气时，想象爱的光芒容纳了你所在的国家。同样地，想象自己俯瞰着整个国家。又或者，想象你所在国家的国旗。

想象你心中的爱和慈悲，温柔地抚过这个国家的所有人、动物和植物。

继续深呼吸，呼气时，想象爱的光芒容纳了整个地球。

想象你心中的爱和慈悲，照耀着地球上所有生灵，无论人、动物或植物。

你甚至可以为这些生灵送上你的祝福，比如：

愿你安好，愿你免除苦厄，愿你安宁自在。

现在，你已完成阶段一。

———

接下来，我们一起进入阶段二：感恩与幸福。

回想生活中三个让你感恩的人事物。

时间可以是过去一天，也可以是过去一周、一个月、一年甚至是好几年前。回想时，去感受它们带给你的情绪体验。感受这些美丽馈赠和珍贵瞬间所带给你的喜悦、轻松、爱和感动。

现在回想工作中，三个让你感恩的人事物。时间可以是过去一天或一周。

无论是同事的善意言语，是项目进展顺利，还是你挣得的薪水。感受所有的积极情绪，并向它们表达感谢。

现在，我们将进入第三层感恩：感恩自己。

你最感恩自己什么？回想三点即可。可以是你的外在、你的内在或者是你的品格。

就这三点，向自己表达感谢。感受这个过程所带给你的认可、感动和喜悦。

————

接下来，我们一起进入阶段三：从原谅走向平和。

回想曾经带给你负面情绪的事情或场景。这些事或大或小。如果你刚开始练习，请先从小事开始。想象一个安全的空间。想象需要原谅的人站在你的面前。

这个空间可以是海滩、森林或花园。是任何你感觉安全的地方。

看向他，向他表达你的感受。告诉他，他究竟做错了什么，让你感觉如此受伤，就好像在法庭上宣读他的罪状。

花几秒钟时间，让这份痛苦被充分体会和看见。

现在，将注意力从痛苦的感受转移到这个伤害你的人身上。试着从他的视角来看待这一切。尽管最开始，这似乎难以做到。想一想在这个场景里，他正经历着什么。甚至更进一步，想一想他曾经遭遇过什么，才使得他如此对待你。要知道，只有被伤害过的人，才会去伤害别人。

在你从他的角度看待这一切后，想一想，你从中学到了什么。

这件事如何让你变得更为强大或智慧？

而现在，你可以选择原谅站在你面前的人。

如果可以，不妨给他一个拥抱，代表你对他的原谅。

或许好几天，你都要原谅同一个人或场景，这取决于事情的严重程度。当你感觉自己能内心平和地拥抱对方时，你便可以开始原谅下一个人。

————

接下来，我们一起进入阶段四：未来梦想。

你未来三年的梦想是什么？

要知道，我们往往会高估自己一年内所能取得的成绩，但会低估自己三年内所能实现的成就。所以请想象三年后的人生，就像电影一样在你面前播放。想象任何于你而言重要的生命领域。

你可以想象三年后的理想生活，或想象你所定下的两三个目标已经完美实现。这些目标可能是关于你的职业、你的爱情、你的健康、你的身材、你的旅行目的地的，也可能是关于你的个人成长或灵性修习的。

但不管怎样，在你想象时，请尽可能多地调用你的感官，让画面生动起来。你看到了什么？如果视觉不是你的主导感官，那么你听到了什么？闻到了什么？感受到了什么？

想象你的目标已经实现。

我会给你一些时间，好好品味梦想成真的喜悦。请记得，尽可能多地调用你的感官。

- 你看到了什么？
- 你听到了什么？

- 你闻到了什么？

- 你尝到了什么？

- 你触摸到了什么？

- 这个场景里还有谁和你一起？

你的梦想成真后，会有哪些人因此而受益？这样想，你会更有动力。

随着阶段四结束，你知道，这样的未来正向你招手。

————

接下来，我们一起进入阶段五：完美一天。

将你的一天分成几个组块。想象每一个组块都完美进行。

我们将从你冥想结束后的早晨开始。如果你是晚间冥想，则是从次日早晨开始。

你期望自己的早晨如何度过？

你会做的第一件事是什么？或许你看到自己的晨间运动顺利进行。也许你品尝到美味而营养的早餐……想象自己的工作日、学习日或假日完美推进。时间继续往前走：9点、10点、11点……

想象真诚的笑脸在你的身边绽放。想象美丽的巧合在你的生命里出现。想象自在、喜悦的感受与你一路同行。

想象你的午餐洋溢着积极平和的能量。你和自己、他人深深联结。

想象这一天的会议或活动进展一如预期。

时间继续往前走：14点、15点、16点、17点……

随着一天结束，想象自己回到家，和你爱的人相见，空气里跳跃着甜蜜的笑声，轻松而愉悦。

想象妙不可言的夜晚。

现在，你正准备入睡，准备进入甜美而酣然的梦乡。

至此，阶段五也和你道晚安。

————

接下来，我们一起进入阶段六：祝福。

你将请求更年长、更智慧的自己的祝福，为你的一天保驾护航，并给整个冥想画上圆满的句号。

花点时间，去联结更年长、更智慧的自己。

想象这个祝福如同一束美丽的金光或白光，从你的头顶洒落。想象这束光从你的身体流经，直至你的脚尖。

现在想象这束光越来越大，变成气泡，将你围绕。想象自己沐浴在爱的光芒里，浸润在更高力量的祝福里。你知道接下来一天，这份祝福都将与你相随，为你提供保护，为你提供必要的支持和帮助。

毕竟，这是属于你的祝福。

此刻，你已完成六阶段冥想。

————

现在我将从 1 数到 5。在我数到 5 时，你将睁开双眼，感觉清醒、安宁、身心洁净。

1、2、3……你将睁开双眼，感觉清醒、安宁。

4、5……请你睁开双眼，感觉清醒、安宁、身心更为洁净。

我是维申·拉克雅礼，谢谢你一同练习六阶段冥想。

译后记

　　我和六阶段冥想的缘分，始于 2017 年夏季。那时，我还在 AIESEC 中国大陆区任职。还记得在苏州街斑驳的树影下，我踩着清晨的阳光，择一处僻静的花园，便开始冥想。

　　那时的我正陷在"焦虑之角"中。业绩的压力、得到周围人认可的渴望压得我喘不过气。未来有目标，但当下并不快乐。我不想工作的心情，一天天愈发强烈，似乎工作成了一切负面感受的罪魁祸首。但果真如此？

　　当我回望那段自我怀疑、自我责问的艰难时光，我会惊讶地发现，不，工作只是外在的现实，真正让我不开心的，其实是我自己。是自己选择了去以别人的评价，来定义自己的价值。是自己选择了去满足别人的期望，去获得别人的认可，而一次又一次地忽略了自己、辜负了自己，甚至背叛了自己。是自己选择了推迟当下的快乐，而误以为当自己实现下一个目标、越过下一个山丘时，我就会快乐。是我选择了这样，是我。

不是别人，不是工作，是我自己。

由此，我得以拿回本属于自己的选择权。由此，我得以做出和以往不一样的选择。

当我回望那段艰难的时光，我格外感谢六阶段冥想的陪伴。

2018 年，我在《生而不凡》译者序里写道："我的生命有了更多晴天。走路，也时不时会蹦跳起来。"这是我练习六阶段冥想整整 1 年后的改变。

时光荏苒，5 年后的今天，我依然在练习六阶段冥想。它成了我日常生活的一部分。就像清洗身体一般，我用它清洁我的内在。不过，我的用法和以前相比，更为灵活了。

阶段一，爱与慈悲，我一般直接跳过，哈哈。但请别误会，我依然会练习慈悲，这是我的核心价值观。只是我练习的方式是，步行冥想。在我出门后，我会和我遇到的每一个人在心中联结，并带着最良善、最干净的祝福为他们祷告：愿你安好。

这种直接的、面对面的交互，让我更能感受到人与人的联结。

特别好玩的是，有些人，我可能会看着不那么顺眼。对于这群"看不顺眼"的人，我会格外邀请自己去练习爱和慈悲。比如，我会想，如果他是我的亲人或朋友，那我的感受会不会有所不同。而且实际上，我看别人"不顺眼"的地方，其实是我看自己"不顺眼"的地方。别人，只是一面镜子，照出了我并没有那么接纳、认可和欣赏自己的地方。

功课，依旧在我这里。

阶段二，感恩与幸福。非常非常必要。鉴于大脑的负面偏见，即更容易关注哪里不够好、哪里有问题，有意识地、频繁地、加大剂量地使用感恩冥想成了我在遭遇负面感受时的最大救星。否则，真的很容易就被负面能量所挟持。

我最常感恩的，是自己。每次当我向自己表达感谢时，我的身体都像有电流经过一样，有一种酥酥、软软而麻麻的感觉。心里面洒满了金光。

阶段三，从原谅走向平和。呼……这个阶段，不落点儿泪，恐怕不会就此罢休。我不记得自己曾经多少次泪流满面。原谅过去曾经带给我伤害的人，真难。但原谅后，真爽。

以前，我的头号原谅对象是我父母。他们本应如何，他们不应如何，他们没有如何……，奇形怪状的情绪堆积在内心的最深处，散发着阵阵恶臭。当我不断地清洗，不断地原谅，去理解他们已经做到了自己能做到的最好，去感恩他们已经做到了当时能做到的最好，去释怀我不可能再去重新拥有的童年，去疗愈那个感觉不被爱、不够好的自己。眼泪总是会不争气地哗哗流下。

而且奇怪的是，以前觉得父母不爱我，会哭；现在觉得父母是爱我的，还是会哭。

或许当泪水流下时，心里的某个角落，也就干净了吧。

阶段四，未来梦想。提前感受梦想成真的喜悦，真的会让我更有动力、更聚焦。

清晰的未来图景，让我知道我想要去哪里，我想要成为谁，这一生我想要怎么过。

阶段五，完美一天。哈哈，这个阶段就像和自己开会。来来来，开会了。今天的关键事项是什么，预期的目标和结果是什么，每个时间段安排怎样的重点。有一点，注意了。

放下对于今天必须如何的执着。

完美一天，不是因为一天顺利而完美，而是跟着生活、生命的自然流动而完美。

所以，准备好去迎接那些突如其来的、出乎意料的美丽意外。我如此提醒自己。宇宙是爱我的，但不一定会按照我期望的方式运行。说到宇宙，接下来是阶段六，祝福。我虽然不信仰任何宗教，但我的确相信宇宙，相信系统，相信更高力量。我和宇宙是合作的关系。我既保有自己的主动性，也尊重宇宙给我的反馈。

因上努力，果上随缘。

未来，我还会继续练习六阶段冥想吗？

当然。或许我还会添加别的冥想法，但六阶段冥想的确好用。对了，2022 年，有读者向我询问，六阶段冥想的音频有中文吗？当时的确没有，只有英文。但我知道，这是来自宇宙的提醒。于是，在我们的合作下，中文版终于诞生。我发布在了我的公众号及视频号"慢社群"之下，欢迎取用。

最后，感谢你这一路相随。我始终相信，文字是触达彼此内心深处的媒介。无论外在多么喧嚣，时代多么嘈杂，为自己的心灵留一方净土，是我们对自己最温柔的爱。

愿我们一路欢歌，痛过也笑过。曾经深深受伤，也曾深深原谅。生活从来不在远方。生命从来都在当下。把每个闪亮的日子过得饱满了，这辈子也就值了。

陈能顺

2023 年 3 月

于北京

注释

前言

1. 《公告牌》(*Billboard*) 杂志曾撰写过一篇引人入胜的报道: Mitchell, Gail, "Miguel Talks Connecting with Fans Through Meditation Before His Shows," Billboard, 26 Sept. 2018.

2. 只有 15% 在工作中表现敬业: Gallup Inc., "The World's Broken Workplace," Gallup.com, 13 June 2017.

何为六阶段冥想?

1. 2012 年以来练习冥想的人的数量增加了 2 倍: "27 Meditation Statistics: Data and Trends Revealed for 2022," The Good Body, 13 Jan. 2022.

2. 感恩能够提升能量: Allen, Summer, "The Science of Gratitude," Greater Good Science Center, UC Berkeley, 2018.

3. 而且如今研究表明: Carson, James W., et al., "Forgiveness and Chronic Low Back Pain: A Preliminary Study Examining the Relationship of Forgiveness to Pain, Anger, and Psychological

Distress, " Journal of Pain, vol. 6, no. 2, Feb. 2005, pp. 84–91, DOI.org (Crossref), https://doi.org/10.1016/j.jpain.2004.10.012.

4. 看一看下面这张图：Lakhiani, Vishen, The Code of the Extraordinary Mind: Ten Unconventional Laws to Redefine Your Life and Succeed on Your Own Terms, Rodale, 2016.

5. 心理学家肖恩·埃科尔（Shawn Achor）在其著作：Achor, Shawn, The Happiness Advantage: How a Positive Brain Fuels Success in Work and Life, Currency, 2013.

第1章

1. 你知道吗：Kafko, Steven, "History Lesson—How America Started Brushing Teeth, " 209 NYC Dental, 22 November 2016.

2. 你瞧，我们的大脑，这个狡猾而自我美化的家伙：Tetlock, Phillip, " A Social Check on the Fundamental Attribution Error," Social Psychology Quarterly, vol. 48, no. 3, Sept. 1985, pp. 227–36.

3. 它被命名为"高幸福感人群研究"：Diener, Ed, and Martin E. P. Seligman, " Very Happy People, " Psychological Science, vol. 13, no. 1, Jan. 2002, pp. 81–84, DOI.org (Crossref), https://doi.org/10.1111/1467-9280.00415.

4. 这群了不起的研究者：Davidson, Richard, " Regulation of the Neural Circuitry of Emotion by Compassion Meditation: Effects of Meditative Expertise," University of Wisconsin–Madison, 2008.

5. 身体疼痛的减弱：Weng, Helen Y., et al. " Compassion Training Alters Altruism and Neural Responses to Suffering," Psychological Science, vol. 24, no. 7, July 2013, pp. 1171–80. https://doi.org/10.1177 /0956797612469537.

6. 衰老的延缓：Hamilton, David R., " Loving Kindness Slows Ageing at the Genetic Level, " 14 Aug. 2019.

7. 研究表明：Gregoire, C., " Kindness Really Does Make You More Attractive, " HuffPost, 29 Oct. 2014.

8. 心脏共振率：McCraty, Rollin, et al., "The Resonant Heart, " HeartMath Institute, 2005. Accessed 14 Feb. 2022.

第 2 章

1. 爱因斯坦访问日本：Stillman, Jessica, " In 1922 Einstein Scribbled the Secret to Happiness on a Note. Nearly a Hundred Years Later It Sold for $1.56 Million, " Inc.com, 29 Nov. 2021.

2. 世界著名企业家教练：Sullivan, Dan, and Benjamin Hardy, The Gap and the Gain: The High Achievers ' Guide to Happiness, Confidence, and Success, Hay House, 2021.

3. 我最钟爱的一项研究：Emmons, Robert A., Thanks! How the New Science of Gratitude Can Make You Happier, Houghton Mifflin, 2007.

4. 更高的生活满意度：" Giving Thanks Can Make You Happier, " Harvard Health Publishing, 22 Nov. 2011.

5. 不同于世界上至少十亿人：OHCHR, Annual Thematic Reports: Special Rapporteur on the Right to Adequate Housing, United Nations. Accessed 14 Feb. 2022.

6. 与感恩密切相关的：Wattles, W. D., The Science of Getting Rich: Your Master Key to Success, Thrifty Books, 2009.

第 3 章

1. 一项由美洲、亚洲和欧洲各大学联合开展的研究：Zheng, Xue, et

al., " The Unburdening Effects of Forgiveness: Effects on Slant Perception and Jumping Height, " Social Psychological and Personality Science, vol. 6, no. 4, May 2015, pp. 431–38, DOI. org (Crossref), https://doi.org/10.1177/1948550614564222.

2. 原谅已被证实: Friedberg, Jennifer P., et al., " The Impact of Forgiveness on Cardiovascular Reactivity and Recovery, " International Journal of Psychophysiology, vol. 65, no. 2, Aug. 2007, pp. 87– 94, https://doi.org/10.1016/j.ijpsycho.2007.03.006.

3. 早在我到来之前: " Alpha One Brain Training and Neurofeedback," Biocybernaut Institute. Accessed 14 Feb. 2022.

4. 这本书里: Walsch, Neale Donald, The Little Soul and the Sun: A Children's Parable, adapted from Conversations with God, Hampton Roads Publishing, 1998.

第4章

1. 在一项以篮球运动员为研究对象的实验里: Kearns, Dwight W., and Jane Crossman, " Effects of a Cognitive Intervention Package on the Free-Throw Performance of Varsity Basketball Players During Practice and Competition, " Perceptual and Motor Skills, vol. 75, no. 3 suppl., Dec. 1992, pp. 1243–53, https://doi.org/10.2466/pms.1992.75.3f.1243.

2. 一项关于手指扩张实验的研究: Ranganathan, Vinoth K., et al., " From Mental Power to Muscle Power—Gaining Strength by Using the Mind, " Neuropsychologia, vol. 42, no. 7, 2004, pp. 944–56, https://doi.org/10.1016/j.neuropsychologia .2003.11.018.

3. 他测试了这个方法并证明了: Silva, José, and Philip Miele, The Silva Mind Control Method, Pocket Books, 1991.

4. 但在使用了创造性想象后：Simonton, O. Carl, et al., Getting Well Again: A Step-by-Step, Self-Help Guide to Overcoming Cancer for Patients and Their Families, J. P. Tarcher, distributed by St. Martin's Press, 1978.
5. 提升大脑的神经可塑性：Blue Banyan AU, "Creative Visualization: The Neurology of How It Works—And How to Make It Work for You!" Medium, 22 April 2014.

第 5 章

1. 概括地讲，RAS：Bokhari, Dean, "The Power of Focusing on What You Want (How Your Brain's Reticular Activating System Functions in Your Favor)". Accessed 14 Feb. 2022.

第 6 章

1. 但有 84% 的人相信如此："The Global Religious Landscape," Pew Research Center, Religion & Public Life Project, 18 Dec. 2012.

第 7 章

1. 在其热门文章：Urban, Tim, "The Great Battle of Fire and Light," Wait But Why, 26 Aug. 2019.

致谢

首先要感谢我的家人 Hayden、Eve、Kristina、Mohan、Roope、Virgo 和 Liubov，还要感谢曾经帮助我成为现在的自己的朋友们。

我想要感谢 Mindvalley 全体老师，感谢你们这 20 多年来对我的滋养，不仅让我持续地走在自我成长的路上，更为本书贡献了无数的智慧和灵感。

感谢企鹅兰登书屋和我的编辑 Donna Loffredo，感谢你一如既往的专业和支持，与你共事，我无比荣幸。

最后，感谢我的写作搭档 Amy White：一位脏话连篇但幽默感爆棚的英国人。谢谢你帮我汇集思路，落笔成文，并时刻提醒我按时交稿！